*FREE YOUR FASCIA*

*Daniel Fenster*

丹尼爾‧芬斯特 著　　王念慈 譯

# 筋膜
# 自療聖經

伸展　正位　化開激痛點，
從此和疼痛躁鬱說再見

## 獻詞

獻給我的妻子簡，
還有我們的孩子，
扎克里、班傑明和麗貝卡

# 目錄
CONCENTS

PART **2** 筋膜解痛自療計畫

筋膜療法可概略分為九大類：伸展、滾動、振動、姿勢調整、鍛鍊、針灸／指壓、激痛點療法、整骨和生活型態調整。

不論你打算用哪一種方式應對筋膜問題，最重要的是：起身行動！

# 各界盛讚

「如果你想要讓自己變得更好、更快樂和更年輕，這本書你非讀不可。芬斯特醫師會告訴你，為什麼鬆開筋膜是你走向活力、無痛人生的關鍵，而且還會一步一步告訴你如何做到。」

——法布里奇奧·曼西尼醫師（Dr. Fabrizio Mancini），美國社群媒體人氣最高的健康生活專家、世界知名脊骨神經醫師、國際暢銷書作家和演講者、商業顧問、帕克大學（Parker University）榮譽校長

「身為一名精通『主動放鬆技術』（Active Release Techniques）的合格治療師，這本詳述筋膜重要性的書令人收穫滿滿。在治療疼痛症狀時，我們絕對不能輕忽這方面的軟組織修復。丹尼爾·芬斯特醫師太棒了，我很敬佩他！」

——克里斯托福·安賽米（Christopher Anselmi），整脊醫師（DC）、主動放鬆技術專家

「這本書激勵人心又超級有料，丹尼爾・芬斯特醫師向你介紹人體體內最重要、也是最神祕的器官——筋膜。他會教你如何優化筋膜，改善靈活度和活動力，進而全面提升你的健康狀態。」

——達娜・柯恩醫學博士（Dana Cohen, M. D.）

「與丹尼爾・芬斯特醫師共事 30 多年，他幫助了無數的人，這本書可說是他行醫多年的心血結晶，他解說和治療筋膜的功力絕對無人能及。」

——奧茲・加西亞（Oz Garcia），營養師

「在運動這一塊，筋膜是非常重要的一門學問，這本書針對筋膜提出透徹的剖析。」

——哈雷・帕斯特納克（Harley Pasternak），營養專家、名人健身教練

# 療癒筋膜，擁有最佳身心

——莉安娜・維爾娜－葛雷（Liana Werner-Gray），健康研究員、營養教練，著有暢銷書《大地飲食》（*The Earth Diet*）、《無癌飲食》（*Cancer-Free with Food*）

2017 年，我開始在「紐約全方位健康診所」（Complete Wellness NYC）工作，擔任健康暨營養教練一職。當初我會加入這個團隊，是受到他們的核心理念「提供個案全面且完善的健康照護」所吸引。這些年來，我親眼見證過不少驚人的成果，很多個案的健康狀態呈現出遠超乎他們本人預期的進步。有長期為疼痛所苦的人，在過去多年，甚至是數十年間看過各種醫師，後來是無痛一身輕地走出我們的診所；有的人因為自我治療，而對藥物或酒精成癮，在我們舒緩了他們身上那無法令人好好過日子的嚴重疼痛後，成功擺脫了那些癮頭；有幾乎無法走路的人，重新享受騎單車和慢跑的樂趣。還有很多運動員，不但從傷害中迅速康復，在速度、力量和敏捷度的表現更勝以往。

在這些成功故事的背後，只有一個簡單的原因，那就是：全方位健康診所在照顧每一位個案的健康時，都是「以個案為中心，提供整體性的照護計畫」。身為診所的院長，芬斯特醫師指導過很多專家，請大家

把每一位個案都當成完整的個體，提供各自整合的健康照護計畫，不要只針對個案的症狀進行局部的治療。事實上，繞著症狀打轉的傳統醫療方式，常常忽略了人體健康的一個重要面向：筋膜。

如果你從未聽過筋膜，或是認為它只是一些無用的結締組織，請做好大開眼界的心理準備。芬斯特醫師讓我見識到這個神祕器官的重要性，如果想要活得沒有疼痛、精力充沛又幸福快樂，絕對要照顧好你的筋膜。

我很開心他決定寫這本書，將他對這個重要領域的所見所聞，還有他訪談這個領域的頂尖專家所得到的最新知識，全濃縮於本書。從書中，你會清楚了解到：筋膜是什麼、如何自我評估筋膜的健康狀態，以及如何利用飲食、居家療法和專家的協助幫助你的身體。

卡住、不再流動自如的筋膜會引發一大堆狀況，例如：慢性疼痛、焦慮、床第問題，甚至是癌症。芬斯特醫師會一一說明，放鬆筋膜時需要的知識和工具，有些是自己就可以領會、做到，有些則需要請專家協助，它們能令你體會到前所未有的深層療癒功效。

倘若你願意加入這場醫學變革，藉著療癒筋膜使自己擁有最佳的身心狀態，請繼續讀下去吧！

## 提醒

　　本書針對身體、情緒或健康問題提出的任何醫療建議和技術，皆不可直接或間接取代醫療人員的專業意見。作者提供這些訊息的目的，僅是為了幫助讀者追求更好的身、心、靈狀態。若讀者採用本書載錄的任何資訊，必須對自身的行動全權負責，本書作者和出版商皆毋須承擔其相關責任。

# PART **1**

# 認識你體內的「神祕」器官

本書將介紹一種重要、但許多人可能從未聽過的人體器官——筋膜（fascia）。首先，我會告訴你這個器官的所在位置（劇透一下，它無所不在），還有為什麼好好照顧它這麼重要。之後，我會說明什麼樣的情況會使筋膜「生病」。最後，我會提供一份小測驗，幫助你判斷自身筋膜的健康程度。

## CHAPTER 1

# 何謂筋膜
## ——為什麼你從未聽過？

• • • • • • • •

　　你知道你的身體裡藏著一個龐大的器官嗎？事實上，這個器官還是你體內最大的器官，不但從你的頭頂一路延伸到腳底，還纏繞、包裹著體內的每一個結構。舉凡走路、跑馬拉松到傷口癒合等，你的一舉一動，幾乎都跟這個器官脫不了關係。

　　然而，你很可能從來不曉得它的存在。

　　這個器官就是「筋膜」，一個最少人研究、也最無人聞問的器官，假如你從未聽過它，你並不孤單。實際上，就連唸過醫學院的醫生，對這個器官的了解也相當粗淺。

　　沒錯，你（和你的醫生）確實對一小部分的筋膜相當熟悉，比方手臂的肌腱、腦部周圍的腦膜，還有足部的足底筋膜等。但是，這幾個世紀以來，包含醫師在內，幾乎所有人都沒有意識到一件事：筋膜其實是個「自成一體的單一器官」，它在人體體內形成了一個縱橫交錯、相輔相成的系統！

　　話說回來，為什麼好幾百年以來，大家都沒發現這個龐大的器官呢？回顧過去，醫生大多只把筋膜看成一種生物版的包裝材料——功能就跟網拍包裹裡放的那些保麗龍球或氣泡紙一樣。

　　對外科醫師而言，筋膜則是一種「會妨礙他們做正事的東西」，他們會把手術部位的筋膜切除、丟棄。即便是解剖學家也沒注意到它的存在，因為他們通常利用防腐過的大體研究人體結構，防腐的過程會讓筋膜原本柔軟、細緻、飽含水分的網狀結構脫水，變成僵硬、易碎的枯枝。也就是說，在筋膜死了、乾了的狀態下，我們完全觀察不到它的奧祕。

　　正因如此，以前沒有什麼探討筋膜系統的醫學文獻。小時候上解剖課時，老師會教你有關心臟、肝臟、肺臟和大腦等器官的知識，卻從未提到「筋膜」這個字眼，也是這個原因。

　　不過，拜電腦科技之賜，現在我們終於能夠一窺筋膜的奧祕了。此刻醫學界正在用全新的視角檢視筋膜。在手術期間，或解剖剛往生的大體時，我們可以用高倍率的鏡頭拍攝這些筋膜的真實樣貌，這些影像也讓我們漸漸認識到筋膜對人體健康的影響力和重要性。

## 一窺活體筋膜的廬山真面目

2015 年，貝絲以色列醫療中心（Beth Israel Medical Center）的醫師以「探針型共軛焦雷射顯微內視鏡」（probe-based confocal laser endomicroscopy）檢查了某位病患的膽管。這項全新的科技以配備雷射和感測器的探頭型攝影機，分析染上螢光標記的組織。在這次的檢查中，他們看到出乎意料的畫面：一連串相互連結的空腔。解剖學從來沒有記載過這樣的膽管組織結構。後來，另一位醫師用該病患的組織做了切片檢查，卻發現這些神祕的空腔都消失了。

這樣的結果讓研究人員明白一件事：以前他們都把切片裡看到的間隙，判讀成組織有撕裂傷，原來這些間隙其實是充滿液體的筋膜腔室，一旦組織死亡後就會塌陷。[1]

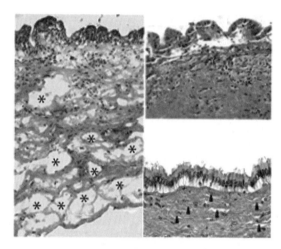

左：冷凍切片的膽管組織影像，黑色星號是膠原蛋白束。

右上：傳統切片的膽管組織影像，檢體取自同一位病患；間隙都塌陷了，膠原蛋白束
　　　也相互沾黏。

右下：經標本、染色處理的膽管組織影像；膠原蛋白層之間的細小間隙（箭頭處）顯
　　　示，活體組織中原本充滿液體的腔室，幾乎徹底塌陷了。

　　近年來，我們已經發現筋膜的角色不僅僅是「包裝材料」這麼簡
單，現在我們知道，這個單一又綜合交錯的網狀組織貫穿了人體的全身
上下，包覆每一個器官、每一條肌肉和每一塊骨頭，在生物學上有著非
常重要的功能。

　　雖然筋膜常被稱作「結締組織」（connective tissue），以至於人們
以為它的功能只是把身體比較重要的部位連結在一起，但現在我們明
白，它的功能其實跟其他的器官系統同等重要。筋膜為醫學界開創了一
個新的國度，這樣的事在醫學界可不是天天發生，而且就連解剖學的專
家也對這個新領域的發現感到驚奇。

　　創建「MELT 療法」（The MELT Method，請見第 181 頁）的蘇‧

希茲曼（Sue Hitzmann）告訴我，2000 年初，她在著名解剖學家吉爾・赫德利（Gil Hedley）的解剖課程中大開眼界，當時她已在紐約大學取得運動科學和解剖學的碩士學位；那是她第一次了解到，筋膜是個綿延全身的連續體。

「後來我回到紐約大學，」她笑說：「告訴他們，我要他們把學費還給我，我說：『你們怎麼能給我一個碩士學位，卻連人體裡有另一個系統這件事都沒告訴我？』」

至於我，回溯 35 年前唸醫學院的時候，筋膜根本還沒在醫學界掀起這麼大的變革。不過，我倒是記得自己突然領會到筋膜奧妙的那個瞬間──那時候我還只是個菜鳥醫師，「筋膜」也還不是什麼大家常掛在嘴邊的字眼。

某個週末，我參加了一場研討會，學習一種叫做「尼莫」（Nimmo）的軟組織治療技巧（這套激痛點療法是以它的發明者雷蒙・尼莫〔Raymond Nimmo〕命名）。研討會的講者是希拉・勞斯（Sheila Laws）醫師，課堂上她親自指導了我們針對激痛點改善疼痛的方法。當天我的頭剛好隱隱作痛，在與我同組的組員按照她的指示，按壓我顱底的某個激痛點後，我的頭竟然神奇的不痛了。

在那之前，我一直奉行脊骨神經醫學（chiropractic）的理論：骨頭沒在對的位置上，可能就會刺激到神經。所以，調整特定骨頭的位置或活動度，就能緩解特定部位的神經疼痛。但是「尼莫療法」完全沒有整骨這類的動作，只是藉由按壓激痛點來舒緩疼痛。我在這場研討會中看見了一個全新的世界，首次意識到軟組織的重要性──而這些軟組織，就是我們現在所說的「筋膜」。

90 年代中期，我與吉姆・華頓（Jim Wharton）和斐爾・華頓（Phil Wharton）共事，擔任他們診所的院長。人體運作領域的經典著作《華頓式伸展》（*The Whartons' Stretch Book*），正是出自這對父子檔之手。在這個階段，我接觸到了主動獨立伸展（Active Isolated Stretching, AIS），還有亞倫・馬特斯（Aaron Mattes）針對這套伸展方法撰寫的著作，於是我也慢慢把這套方法納為我的治療方式之一。我除了替個案整脊，還會同時運用激痛點療法和伸展的技巧改善他們的不適，而且成效良好。

換句話說，我其實早就參與了筋膜帶來的這場醫學變革。只不過，那時我還不曉得筋膜多麼了不起，只知道自己正在做一件了不起的大事。接下來的二十年間，直到我發現筋膜原來是遍及全身的器官後，我才漸漸了解它的「重量級」角色，而且對人體的運作有著「全面性」的影響力。位在曼哈頓的頂級疼痛管理中心「紐約全方位健康診所」，運用許多不同的療法改善「筋膜」（又稱「肌筋膜」〔myofascia〕）的狀態；我是這家診所的院長，診所設有各種有助於肌筋膜修復的專科，例如針灸、瑜伽、整脊等，因為我們知道，想要有健康的身體，一定要有健康的筋膜。

幸好，隨著大家對筋膜的認識愈深入，愈來愈多保健專家意識到筋膜的重要性，紛紛將新觀念帶入臨床。對職業運動員和奧運選手而言，筋膜療法不但能修復受損部位，也能讓他們的表現更上一層樓。

瑜伽、筋膜滾動放鬆法和按摩療法在養生者之間爆紅，靈活、優雅又充滿力量的身體正是他們夢寐以求的。另外，筋膜療法也讓數百萬名飽受慢性疼痛之苦的人受惠，因為接受這類治療後，折磨他們多年的棘

手疼痛都得到了緩解。

筋膜在科學界掀起滔天巨浪，讓我們對人體有了全然不同的認識，顛覆我們對疼痛、身體健康以及身心整體平衡狀態的想法。

## 筋膜到底是什麼？

這很難用三言兩語解釋清楚，因為筋膜並不簡單。雖然筋膜確實是器官，可是卻是一個「百變」的器官。所有筋膜都是由相同的基礎組成（這部分稍後會談到），但隨著功能的不同，筋膜的組織也會有不同的形態，例如片狀、帶狀或網狀。

筋膜會呈現怎樣的形態取決於功能需要承受多大壓力，這就是為什麼關節的肌腱會呈現堅韌的帶狀，皮膚下的筋膜會呈現富含彈性的網狀，而內臟周圍的筋膜又有點像保鮮膜。

順帶一提，即使你很可能沒意識到，其實你早就在許多動物製品上見過筋膜，比方雞皮下方那層銀白色的薄膜，或是覆在牛排表面的那層薄薄大理石紋路，它們全都是筋膜。不過就如前文所說，筋膜的形態不只如此，各部位的筋膜會依其功能發展出不同的樣貌。

以下幾張圖片呈現的是不同形態的筋膜：

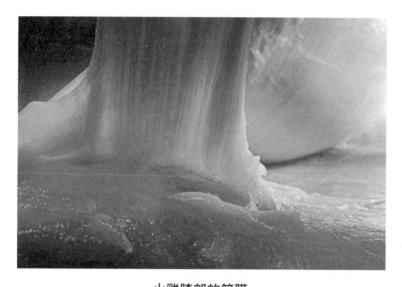

**火雞膝部的筋膜**

© 筋膜研究協會（Fascia Research Society）／
湯瑪士・史蒂芬（Thomas Stephan）拍攝

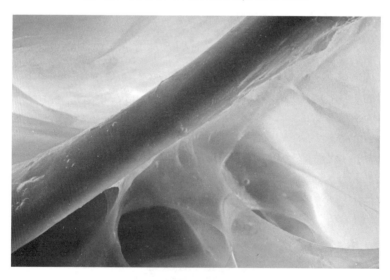

**公牛腿部的肌腱**

© 筋膜研究協會／湯瑪士・史蒂芬拍攝

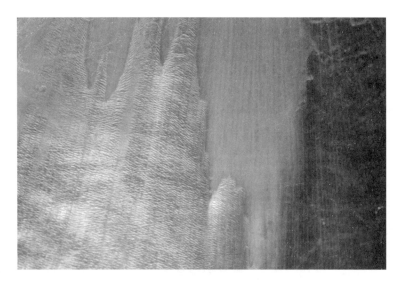

**火雞大腿的筋膜**
© 筋膜研究協會／湯瑪士・史蒂芬拍攝

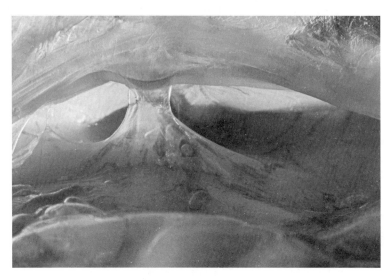

**豬腦的筋膜（腦膜）**
© 筋膜研究協會／湯瑪士・史蒂芬拍攝

除此之外，筋膜還分好幾種「層次」，以人體為例，你會先在皮膚的下方看到淺層筋膜，它是一層精巧的囊鞘，猶如潛水衣般，從頭到腳把你包覆起來。

再往內部探去，你會看到深層筋膜，不但環繞著每一條肌肉與每一塊骨頭形塑出它們的輪廓，還會在兩者之間形成一束束強韌的肌腱。最後，你會看到內臟筋膜，把你的器官裹住，讓器官呈現該有的形狀，並出現在對的位置上。

再看得更仔細一點，你會發現筋膜不只是環繞著骨骼和肌肉，它還「穿透」了它們，裹住你身體裡的每一顆細胞。

簡單來說，你可以把整個筋膜想像成一個「袋中袋」的結構；若用柳橙的結構理解筋膜各層次之間的關係，淺層筋膜、深層筋膜及內臟筋膜，相當於整顆柳橙的外皮、每瓣果肉的果囊，以及每顆果粒的外膜。

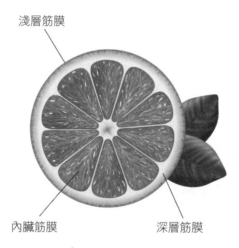

淺層筋膜

內臟筋膜　　　　　　　　深層筋膜

**筋膜層次的示意圖**

## 筋膜由什麼組成？

其實這麼說有點過於簡化，不過你可以把筋膜想像成由膠原蛋白（collagen，人體最常見的結構蛋白）和彈性蛋白（elastin，讓組織能在拉伸後恢復原狀的蛋白）構成的網狀結構，網中有著透明、充滿水分的膠狀「基質」（ground substance）。

筋膜就好比一塊泡在膠體溶液中的沐浴海綿（海綿的纖維結構相當於一縷縷的膠原蛋白和彈性蛋白，而液狀的膠體就相當於基質）。我們說的細胞外基質（extracellular matrix）就是由這些纖維結構和基質構成。

在筋膜內，你會看到「纖維母細胞」。相較於其他組織中的含量，它們在筋膜中的數量不算多，但身負重任，為筋膜做了很多事。纖維母細胞除了會為筋膜製造膠原蛋白、彈性蛋白之類的纖維，還會製造其他的重要分子。別以為它們就只是筋膜的「原料供應商」，它們也身兼筋膜的「保養維修員」，會定期清潔、修復，甚至是汰換部分受損的筋膜——這可是大工程，因為每年你體內的筋膜，大概要汰換一半以上的膠原蛋白（完成這番汰換所需要的原料，通通來自飲食，這就是食物對筋膜健康如此重要的原因，在第 2 章和第 7 章，我們會談到更多這方面的細節）。

構成筋膜的成員當然不只這些，所以在這裡我要特別提一下「玻尿酸」（是的，就是你常在抗皺乳霜裡看到，以及醫師為膝關節炎患者注射的那個玻尿酸）。玻尿酸又稱「透明質酸」，具有潤滑基質的功效，

可說是生物版的潤滑油。玻尿酸或許可以擊退肌膚上的皺紋，但對你體內的筋膜來說，它還有更重大的作用——避免筋膜「卡卡」，好讓筋膜可以自在滑動，如此一來，你才能毫不痛苦又充滿力量地優雅活動。

## 筋膜有什麼能力？

筋膜專家常把筋膜譬喻成超人。乍看之下，你會覺得它只是克拉克·肯特，但深入觀察之後，你會發現它是超級英雄。事實上，你的筋膜不只是個「包裝材料」，它跟心臟、大腦和肺臟一樣強大。以下就是它的部分能力：

● **讓身體的各個部位或上、或下地相互滑動。** 你有沒有想過，為什麼你可以輕鬆、優雅地做出各種動作？為什麼你在走路、跑步或運動的時候，你的皮膚、骨頭、肌肉和神經能夠流暢地一起運作？背後的祕密就是筋膜。活動的時候，這些部位的各層筋膜都會相互滑動。事實上，在筋膜健康的情況下，它滑動的距離可達自身長度的 75%。

● **讓身體每個部位都在對的位置上。** 筋膜會固定、牽制器官、骨頭、肌肉和血管的位置，確保它們待在該待的地方。沒有筋膜，你的骨架就只是一堆白骨，器官也會亂七八糟地擠在一起。

● **保水和移動水分。** 筋膜研究的先鋒，尚－克勞德·吉姆貝托（Jean-Claude Guimberteau）醫師拍下的精彩影片顯示，筋膜能夠儲存水分，並運往全身。在 www.guimberteau-jc-md.com/en 上

可以看到這段影片，影片清楚呈現了水珠順著筋膜的膠原蛋白纖維向下流動的過程，就像是露水沿著蜘蛛網往下滑那樣。

- **人體的通訊網絡。** 筋膜可以持續傳送身體各個部位的資訊，讓你對自己的位置、動作和內部環境有所了解。筋膜也是人體中「最有感覺」的器官之一，因為它的感覺神經末梢數量比肌肉多了十倍。正因為如此，很多肌肉疼痛背後的真正原因，其實都是筋膜出狀況了。

- **把人體的各個部位串連在一起。** 你可以把筋膜想像成大小剛剛好的床單，就算只拉動某一角，也會讓整張床單的其他部分跟著移位。運動醫學專家簡·威爾克（Jan Wilke）曾說過，你活動腳踝的時候，會使大腿上端的後側筋膜滑動；[2] 伸展雙腿則會影響頸椎筋膜的狀態，增加頸部的活動度。這就是為什麼用筋膜療法治療某個部位的時候，常會覺得遠處另一個部位不再那麼痛的原因；而當別人按壓你身體的某個部位時，你反而在遙遠的另一個部位感覺到痠痛。筋膜充分展現了「牽一髮而動全身」的意境。我們也發現筋膜會形成動力鏈，這有點像用幾條繩索，把全身上下的不同部位串連在一起。你能同時活動身體的多個部位，就是拜這些動力鏈所賜；多虧它們，你才能夠以穩定、優雅、流暢、有力和自在的狀態完成各種動作。

  雖然有關這些動力鏈的數量和結構，我們仍未了解透徹，但在解剖大體時，我們確實看見這些動力鏈的存在，以及它們在人體運作的方式；許多過去找不出原因的肌肉骨骼問題，也因此找到解釋。以前發現病人的症狀不符合已知的神經或皮膚反應模式，我

們會說：「噢，這大概是病人的心理因素造成。」現在我們知道筋膜的存在，也對引發症狀的原因，還有解決問題的方法，有了更深入的了解。

- **人體免疫系統中不可或缺的一部分。** 曾是哈佛研究員，現在任職於美國國家衛生研究院的海琳・朗之萬（Helene Langevin）把筋膜稱作「免疫系統的根基」，她認為，了解筋膜是理解和預防癌症的一大關鍵。她和同事在一項傑出的研究中發現，某種能優化筋膜功能的伸展技巧，竟然可以降低老鼠的乳癌腫瘤生長幅度（更多相關內容請見第 103 頁）。[3]

- **創造了「張力整合」。** 為什麼太空人在沒有重力的太空中，就算頭下腳上，他們的五臟六腑和肌肉也沒有走位？為什麼在這種情況下，身體的各個部位還能乖乖地待在原位？張力整合就是這背後的祕密。

張力整合創造了一股內聚力，把一切都固定在對的位置上。實際上，你身體的各個部位都漂浮在筋膜之中，就像我祖母在做水果凍時，那些被明膠固定在糖水中的水果丁。不過張力整合的作用原理比較類似磁鐵，不受重力影響。

你身體的骨頭、器官和肌肉都是因為筋膜而固定在該待的位置，筋膜就好比人體內部的基礎架構，能夠吸收和分散整個結構承受的物理壓力。

舉例來說，走路的時候，你的腳每踏向地面一步，筋膜就如避震器一般，把腳跟觸地時產生的衝擊力分散掉，否則你的腳可能會受傷！

張力整合的英文是「tensegrity」，這個名詞其實是由「tension」和「integrity」這兩個分別代表「張力」和「整合」的單字發展而來。創造這個名詞的人叫巴克敏斯特·富勒（R. Buckminster Fuller），他是二十世紀中晚期的建築師和發明家，在當時是個家喻戶曉的大人物。他在建築結構中看見了張力整合——著名的 $C_{60}$ 分子結構「巴克球」（buckyball）清楚呈現出張力整合的形態——現在我們則意識到，我們身體的一切之所以能待在定位，並承受日常生活中的各種物理壓力，同樣是依賴張力整合的支持。

多虧張力整合，你的筋膜就跟彈簧一樣，可以儲存物理的能量。在顯微鏡底下觀察筋膜中的膠原蛋白，你會看到它在蓄積能量的時候「捲曲」，然後當它伸展開時，這些能量會釋放出來。你可以用彈簧來想像這些能量的收放，它會先吸收外來的壓力、收縮，然後在外力消失時，瞬間舒展開來、釋放能量。筋膜就是有這樣的能力，所以你才能夠做出彈跳和投擲這類的彈振式動作。筋膜的張力整合還能保持身體的穩定性，讓身體在朝不同方向拉伸和扭轉時（例如做瑜伽），不會四分五裂。

● **促進淋巴循環。** 淋巴系統是由長達好幾公里、遍佈全身的管道組成。這些管道會把組織中的液體（淋巴液）帶往淋巴結，讓淋巴結濾除裡頭的毒素、細菌、癌細胞和其他「垃圾」，然後再把清乾淨的液體送回血液。肌肉和筋膜都是這段過程的小幫手，因為你活動的時候，它們會促進淋巴循環；換句話說，筋膜愈健康，你的淋巴系統也愈好。

- **反映壓力**。筋膜會受到情緒壓力的影響，這說明了你在緊張時，為什麼會覺得全身緊繃。不過由於筋膜和情緒之間的影響是雙向的，所以緊繃的筋膜可能也會導致你感到壓力和焦躁。

- **或許會影響情緒和行為**。令人眼睛一亮的新研究認為，筋膜不只會告訴你「身在何方」，還幫助你了解「目前的狀態如何」。[4] 筋膜就像是人體的情報員，能幫助大腦了解身體內部的各種資訊，或者你的生理狀態。這些資訊可能跟你的情緒有關，也可能跟你的感受有關，例如：多冷或多熱、多餓或多渴、多舒服（或不舒服），甚至是你的「性」趣有多高。

  許多病症都與內在體感異常有關，例如：大腸急躁症、飲食障礙、焦慮和憂鬱等（在第 41 頁我訪談羅伯特‧施萊普博士〔Dr. Robert Schleip〕的內容中，針對這方面有更多的討論。）

總之，筋膜在人體體內可不是小角色，它是「大」人物。正因如此，現在才會受到這麼多人的關注。此時此刻，世界上有成千上萬的醫師和治療師都把治療的重點放在筋膜上，希望藉此緩解個案的疼痛、提升表現，以及改善生活品質。

筋膜與身體的每一個部位都相互連動，呈現牽一髮而動全身的狀態。因此，我們在治療筋膜的時候，一定也會影響到身體的其他結構，尤其是肌肉（切記，筋膜不只包覆在肌肉的表面，也會包覆內部的組織）。這就是為什麼在本書中，我們常會把「筋膜」（fascia）和「肌筋膜」（myofascia）這兩個詞視為同義，交替使用（在英文字根中，「myo」就是「肌肉」的意思）。

## 湯瑪斯‧邁爾斯：筋膜就像織品

湯瑪斯‧邁爾斯（Thomas Myers）是《解剖列車》（*Anatomy Trains*）的作者，也是《結構平衡筋膜放鬆》（*Fascial Release for Structural Balance*）一書的共同作者。透過一系列的解剖，他徹底改變了世人對筋膜的看法，讓大家看見筋膜如何在人體內形成一條條的「列車」。最近，我以這個大家仍在不斷摸索的筋膜系統為主軸，向他請教了一些問題。

### ▶ 你怎麼看待筋膜？

筋膜就像是一件織品，把我們身上的 70 兆顆細胞都織在一塊。你或許會覺得，你就是你，但事實並非如此。你其實是由 70 兆顆細胞組成的聚合體。這些細胞濕潤又滑溜，必須靠某種物質聚攏。筋膜就扮演了這樣的角色，緊密地穿插在細胞之間，把這些細胞牢牢織在一起。

### ▶ 為什麼大家對筋膜這麼陌生？

筋膜就如同人體在活動時的背景。我們以前沒注意到它，因為它是一個大環境；因為我們就是金魚，不明白碗中的水是何物。我的意思是，這就好比我們一直住在水裡，卻對水一無所知一樣。

早年，我經手過很多解剖，但只是把這些結締組織撥到一旁，好看見那些「我們想看」的東西。嗯，不過現在我們已經知道，筋

膜本身的特性和生理機能也值得好好了解一番。

### ▶ 醫學界對筋膜有多少了解？

筋膜這個概念正迅速蔓延，並獲得愈來愈多人的認可。可是我必須說，如果我跟家庭醫師談筋膜，他們可能不太清楚我在說什麼，畢竟他們最後一次接觸筋膜，是在學生時代的解剖課上，當時那些大體的筋膜已經因為防腐劑變得又乾又脆了。所以如果我告訴他們：「我在調整筋膜。」他們會說：「筋膜無法調整。」不過如果我是跟天天接觸活體筋膜的骨科醫師談這件事，他們馬上就會知道我在做些什麼。

### ▶ 在調整過筋膜的個案身上，你看到了哪些轉變？

我們在調整前後都會替個案拍照。從照片中可以看到，有人的Ｏ型腿在療程過後，變得比較不Ｏ了；有人的背部曲線在療程過後，變成了非常標準的弧度。幫助這些人調整他們的生物力學，使他們的生活變得更輕鬆，是很棒的事情。

## 筋膜療法對生理健康的好處

你大概已經猜到，調整筋膜這個人體最大、又影響各個結構的器官，可以對整體健康帶來深遠的影響。我們對筋膜的了解愈多，就愈能

感受到這些影響的神奇之處。

當然，筋膜療法最直接的影響就是緩解疼痛。在我們的診所裡，已經有成千上萬名個案的疼痛快速緩解，這些疼痛往往都糾纏了他們數年，甚至是數十年之久。我們並不是唯一看見這些成果的人。事實上，已有醫學文獻指出，許多疾病造成的疼痛，都可在筋膜療法的幫助下得到緩解，例如：糖尿病神經病變、背部問題、膝關節手術、髖關節受傷、顳頜關節障礙、偏頭痛，或腕隧道症候群等疾病都名列其中。[5] 愈來愈多醫師發現，這類簡單又非侵入式的筋膜療法，可以讓許多飽受疼痛之苦的人，不必靠著危險的鴉片類止痛劑或侵入式手術來擺脫疼痛。

運動員也會利用筋膜療法來養傷，除此之外，他們還會利用筋膜療法讓自己的狀態「更上一層樓」。在 2016 年奧運奪得六面獎牌的游泳健將麥可·菲爾普斯（Michael Phelps），攝影師曾在池邊捕捉到一個引人熱議的畫面：他身上有好幾個「拔罐」後留下的圓形印記（稍後會談到這種筋膜療法）。其他喜歡用筋膜療法來提升運動表現的選手還有：史坦利盃的贏家——底特律紅翼隊的冰球選手瓦爾泰里·菲爾普拉（Valtteri Filppula）、水牛城比爾隊的美式足球後衛洛倫佐·亞歷山大（Lorenzo Alexander），以及奧運花式滑冰選手陳偉群（Patrick Chan）。

不是只有受疼痛所苦的人，或運動員才能因筋膜療法受惠，成千上萬的醫學文獻顯示，治療筋膜的好處相當廣泛，包括：

- **降低血壓**。多份研究顯示，能鬆開筋膜的按摩，可以顯著降低血壓。[6] 另外，新的研究則指出，肌能系貼紮術（Kinesio taping，第 8 章會說明這種簡便的筋膜療法）可以降低高血壓患者的血

壓，並改善心臟迷走神經的張力，而且每次療程過後，這樣的益
處至少能持續五天。[7]

● 改善睡眠。研究顯示，藉由按摩放鬆筋膜，可以改善成人和孩童
的睡眠品質，也能緩解嬰兒腸絞痛的症狀，讓他們睡得比較好。[8]

● 減緩經前症狀。按摩療法可以提振心情、降低經前的疼痛。舉例
來說，有項研究找來了 24 位有經前不悅症的受試者，並將她們
分為按摩療法組和放鬆療法組。[9]他們發現，按摩組在第一次和
最後一次療程後，焦慮、低落的情緒和疼痛的狀況立刻減緩了。
另外，按摩療法也能改善水腫和整個經期的不適感。

● 生產過程更順利。研究顯示，接受按摩療法的孕婦，生產時間、
住院時間都比較短，產前焦慮和產後憂鬱的狀況也比較少。[10]值
得注意的是，有研究表示，接受按摩療法的女性，生產的時間不
但平均縮短了「3 小時」，也比較不需要使用藥物。[11]

● 控制膀胱更有力。多位醫師表示，放鬆筋膜能有效改善間質性膀
胱炎和急迫性尿失禁。[12]

● 緩解胃食道逆流。西班牙的研究人員找了 30 位胃食道逆流患
者，隨機施予肌筋膜放鬆療法或虛假療法。他們發現，肌筋膜
放鬆療法能緩解患者的症狀，改善他們的生活品質，並降低他
們的氫離子幫浦抑制劑用量，例如耐適恩（Nexium）、樂酸克
（Losec）和蘭索拉唑（Prevacid）。[13]

● 改善暈眩。乾針療法這種筋膜療法，有助緩解「頸源性暈眩」
——這是最常見的慢性暈眩之一。[14]

● 減重。一旦不再受疼痛拘束，能自在活動，運動就不再是什麼難

事，你能從事更多活動，燃燒更多的脂肪。治療筋膜還能改善血液循環、提升新陳代謝，讓身體更容易把毒素排出去，這些都對減重很有幫助。

● **擁有更好的體態。** 筋膜療法能鬆開使你體態歪斜的激痛點，舉凡「錢包屁股」（坐在厚厚的皮夾上造成）或「育嬰背」（把孩子抱在單側髖部上造成）等，這類因長期姿勢不正導致的體態歪斜，都可以因此獲得改善；甚至還有助於更嚴重的體態問題，有幾項研究顯示，脊椎側彎或上半部脊椎過度後凸的病人，在接受筋膜療法之後，脊椎的弧度比較正常了。[15]

亞倫‧馬特斯是我在筋膜這條路上的導師，也是主動獨立伸展的發明者。他分享了兩個嚴重脊椎側彎的案例，他們在接受治療後，都得到了驚人的成效。

第一個案例是剛從大學畢業的年輕女性，她想要唸獸醫系，卻因嚴重的脊椎側彎無法完成夢想。「我們一起努力了一週，共五天。」他告訴我：「五天的療程結束後，她直得像根弦一樣，脊椎側彎完全消失了。」

第二個案例是位年長的女性，她的脊椎側彎嚴重到頭和背都往右彎了大概 45 到 60 度。馬特斯說，接受治療後，她的背完全挺直了。

雖然大部分的脊椎側彎案例不會出現這麼戲劇性的變化（有些可能根本沒有變化），但確實有成千上萬的人有機會在不穿戴折磨人的背架，或不挨刀的情況下，透過亞倫這類簡單、非侵入式的治療方式，改善他們的脊椎側彎。

### 個案 1 週末單車手

　　我們的一位個案，姑且稱他為 DJ，在家庭醫師診斷出有嚴重的腕隧道症候群後，把他轉給骨外科醫師。DJ 知道他需要有人幫忙處理這個大問題，但又很怕開刀，所以來到我們診所，希望能找到更好的處理方法。

　　DJ 喜歡在週末運動，騎單車是他最喜歡的運動。長時間騎車，讓他的右側手腕和手指疼痛不堪，而且還一路延伸到手肘、肩膀、頸部，有時候甚至蔓延到後腦勺。再加上他平常花很多時間在電腦前工作，更讓這個情況雪上加霜。

　　DJ 的症狀的確類似腕隧道症候群，但他痛的範圍太廣了。在進一步了解他還有沒有其他症狀時，DJ 告訴我們，他覺得臉部和下顎很緊繃。

　　從傳統神經學的角度來看，我們很難針對他的疼痛部位做出明確的診斷。不過，從筋膜的角度來看，就能清楚看見其中的脈絡。

　　手臂的前、後各有兩條深、淺筋膜線，這幾條動力鏈會由手指一路延伸至頭部。DJ 的這幾條筋膜線都攣縮、沾黏了，不但限制了肌肉的正常功能，也夾擠到神經，所以他的痛才會沿著整條線蔓延。掌握到他疼痛的原因，就很容易找到適合他的治療方式。

　　之後 DJ 開始每週兩次、為期四週的筋膜療程，在這段期間他也大幅減少騎車的頻率。療程結束時，他的疼痛全消失了，又能再次享受騎單車的快樂。

## 個案 2 熱血跑者

MM 是個長跑多年的跑者。長時間坐在電腦前工作，讓他呈現圓肩和頭部前傾的體態；這樣的體態對他全身的筋膜和軟組織造成很大的壓力，尤其是腰部以上的部位。

為此 MM 決定好好鍛練核心肌群，開始做仰臥起坐。不幸的是，MM 的姿勢很不正確，起身時都是靠抬頭和收縮腹肌的力量硬把上半身抬起，而這樣的壓力更使他身體的狀況每況愈下。

差不多就在這個時候，MM 開始出現頭暈目眩的狀況。問診時，我很快就確定他的問題與筋膜有關。筋膜網絡中，分布著許多機械性刺激感受器（mechanoreceptor，負責感受壓力、拉伸、重力，或其他機械力帶來的刺激）和本體感覺感受器（proprioceptor，負責告訴我們在空間中的方位），這些都有助我們判斷自己在立體空間中呈現怎樣的姿勢。當這些感受體接收到的資訊極為混亂，整個系統就會大亂，產生暈眩之類的症狀。

想要解決 MM 的問題，我們必須調整他的筋膜、重整他的神經系統、矯正他的姿勢、伸展他的胸部肌群，並強化他上背部和頸部的肌群和筋膜。值得一提的是，這樣新的轉變，也會讓他體內的感受器一時間不太習慣。所以一開始調整時，他曾短暫出現另一波的暈眩現象。

經過一段不算長的療程後，MM 的體態就不一樣了，整個人抬頭挺胸，跑步的狀態也變得很好。

# 筋膜療法對心理健康的好處

筋膜療法除了會為身體帶來好處，也會對心理狀態產生極大的影響。緊繃的筋膜會使你呼吸淺短，進而引發焦慮，甚至是恐慌的感覺。[16]筋膜療法帶來放鬆，讓你輕鬆地深呼吸，舒緩焦慮的情緒。

筋膜療法還可以從另一個面向提振心情，因為它具有接收「內源性大麻素」（endocannabinoid，這類物質是由人體生成，但其生物功效類似大麻）的受器。[17] 一項研究顯示，接受整骨治療的受試者，血漿中的花生四烯乙醇胺（anandamide，一種被歸類為內源性大麻素的神經傳導物質）增加了168%。[18]

對筋膜有幫助的療法，也對憂鬱有幫助。有項研究以755名中、重度憂鬱症患者為受試者，並在研究前後，以滿分27分的憂鬱量表評測針灸對他們的影響。結果發現，這些受試者的憂鬱症狀從平均16分降到了9分。[19] 另外，在為期三個月的研究過後，針灸組的受試者每三人就有一人不再憂鬱，對照組則是每五人才有一人不再憂鬱。

\* \* \*

總之，好好照顧筋膜，就能讓你從頭到腳變得更強壯、更健康也更快樂——這句話非常實在，因為筋膜就是一個包辦全身上下的器官。好好寵愛你的筋膜絕對是明智之舉，在接下來的篇幅中，我會告訴你到底該怎麼做。

不過，在我們正式討論優化筋膜狀況的方法之前，我要先跟你談談

另一件事情：你的筋膜是如何開始出現狀況。

## 羅伯特．施萊普特博士：
## 內在體感是一種「第六感」

羅伯特．施萊普博士是筋膜研究小組的領頭羊，也是全世界最重要的筋膜學者之一。最近，他和他的同事正從一個令人眼睛一亮的新面向探索筋膜的影響力：內在體感。

### ▶ 何謂內在體感（interoception）？

基本上，內在體感就是指身體對生理和情緒需求所產生的感受，與生物力學沒什麼關係，和我們的活動方式、姿勢和動作比較沒關聯，例如走多快、肩膀現在在哪個位置等，這些是本體感覺（proprioception）負責的工作。

內在體感負責的是像飢餓、溫暖或刺痛之類的感受。當然，這些身體感受都不是從髓鞘神經末梢傳來的，而是從游離神經末梢傳來的。游離神經末梢在哪裡呢？舉例來說，你的腸道裡就有游離神經末梢。因此，英文把「第六感」暱稱為「肚子裡的感受」，因為你對周遭環境的感受，通常是源自於內在體感。

### ▶ 筋膜療法如何影響內在體感？

假如你採取的筋膜療法是針對內臟筋膜調整，你一定會立刻感

受到它對內在體感的影響。

比方，在用溫和的整骨療法或羅夫結構整合療法（Rolfing）調整內臟結締組織時，你一定會馬上感覺到腸子的蠕動速度變快，因為它會刺激到內臟結締組織中的牽張感受器，進而影響自律神經系統運作的方式。

由此可知，任何一種著重在調整內臟結締組織的肌筋膜療法，多半會對內在體感產生比較大的影響，對本體感覺則沒那麼大的作用。

有些病症是內在體感紊亂所致，並非本體感覺紊亂造成。慢性背痛的原因通常就是本體感覺紊亂，所以下背痛的人，如果接受羅夫結構整合療法、艾揚格瑜伽（Iyengar yoga）或費登奎斯（Feldenkrais）等這類身心整合工作，把調整的重心放在本體感覺上，那麼他們一定會得到非常、非常大的幫助。

如果是有飲食障礙或創傷後壓力症候群的人，把調整的重心放在本體感覺上，恐怕就找錯了對象，這樣的做法或許能帶來些許幫助，但大概無法讓他們的現況出現什麼重大的轉變。

### ▶ 治療師如何了解個案的內在體感？

你可以詢問個案：「你有感覺到任何不同嗎？這條腿變得比較重了，還是比較輕？」當然，這裡說的比較重或比較輕，並不是指那條腿在磅秤上的重量，而是指個案對那條腿的感受。感覺比較重、比較輕，或比較有活動的餘裕等，都是與內在體感有關的感受。

## ▶ 「內在體感帶有情感成分」是什麼意思？

內在體感一定帶有情感色彩。如果你改變了我的本體感覺，然後問我：「屈肘 90 度是不是比屈肘 60 度舒服？」通常我都沒辦法給出明確的答案。雖然我感覺得到兩者的差異，但也覺得兩個都滿好的。不過如果改變浴缸的水溫，你一定說得出是更舒服還是更不舒服。內在體感永遠離不開「幸福感」這件事。

如果你正在接受身體鍛鍊，不該只專注於對活動和體態上的幫助，也應該藉著鍛鍊的過程，專注在身體的體現和感受。

## ▶ 隨著我們愈來愈了解筋膜，療法也不斷與時俱進，對此你有什麼看法呢？

過去在進行費登奎斯這種療法時，我們會把焦點放在骨骼上，跟個案說：「忘了你的肌肉，忘了你的結締組織。」

在摩謝・費登奎斯（Moshe Feldenkrais）那個時代，結締組織受到的關注差不多就跟聖誕禮物的外包裝一樣少，人們在乎的是禮物，不是包裝。在以骨頭為重心的前提下，治療的過程中，我們會向個案提出這類的問題：「你感覺得到肱骨與肩胛骨之間的動態嗎？」

當你只看骨頭，身體就是由 200 個區塊組成。可是，當你把焦點放在筋膜上，就算依然針對肩關節治療，卻不會把肩關節視為單一區塊，你會把它想成是整個人體張力網絡的一部分。

對我來說，筋膜為現代人體工作者帶來非常大的幫助，它能讓我們從另一個角度看待人體的運作方式。如果你關注內在體感和筋膜的本體感覺，就不會覺得自己的身體只是由許多區塊拼湊而成的機器，你知道它是一個有機的個體──一個活生生的人。對身體有這層體悟的人，也比較能感受到它的生命力──早上起床時，很開心自己從這充滿生機的身體甦醒。

# CHAPTER **2**

# 好好的，筋膜怎麼會出狀況？

· · · · · · · · ·

　　放鬆的筋膜是最美好的事物，它可以自在的滑動，讓你輕鬆、優雅又愉快地活動；它可以充分發揮彈力和恢復力，讓你充滿活力、勇往直前；甚至有研究表示，它可以成為抗癌的一大利器，讓你活得更快樂更健康。

　　這就是為什麼保持筋膜的健康，或者說恢復它的健康──如果它現在已經卡住、僵住或擠在一起──應該擺在養生的第一位。幸好，就算你的筋膜已經出狀況了，還是可以透過一些步驟鬆開它，並讓它保持在那個狀態。不論你現在年紀多大，或是筋膜已經卡住很久了，都能夠讓一切變得更好，也有機會徹底擺脫糾纏已久的疼痛和失能問題，重拾健康和最佳的體能表現。

　　不過，談到療癒筋膜的方法前，我想先談談有哪些原因會傷害它。以下就是傷害筋膜的八大禍首：

# 禍首 1：太少活動

現在，花個一分鐘的時間想想，遠古時期，我們的祖先是怎麼生活的：每天有好幾個小時彎身、伸展、走路、抬舉和拋擲等等。他們逃離掠食者，也追著獵物跑；他們跳舞、搏鬥和覓食；從日出到日落，他們用數不清的方式活動身體。

反觀今日，我們的生活方式和祖先們非常不一樣。不管我們做的是什麼工作，絕大多數的人一天有好幾個小時坐在電腦前、坐在車子裡，日復一日重複幅度差不多的相同動作。之後，又花好幾個小時窩在沙發裡，追劇或和朋友傳一整晚的訊息。

遺憾的是，雖然「用進廢退」這句話很老套，卻是筋膜的最佳寫照，因為只要你不活動筋膜，它就會變乾、變硬、變黏，甚至是變毒。事實上，比起受傷和過度使用，缺乏活動是殘害筋膜的最大禍首，這是很普遍卻是筋膜最不喜歡的情況。

為了讓你理解為什麼筋膜喜歡不斷的活動，我要再一次把筋膜比喻成海綿。想像你的筋膜就像一塊吸飽水的海綿，一段時間後，裡頭的水變得有點髒，這時候需要擠壓海綿，讓水流出來。擠出水後，就能把海綿浸入水桶，重新吸滿乾淨的清水。

你的筋膜差不多就是在做這樣的事情。隨著時間推進，乳酸和丙酮酸這類毒素會開始堆積在筋膜裡。這很正常，因為肌肉運作時本來就會產生這些副產物，有點像汽車排放的廢氣，假如你不清理，它們就會傷害筋膜。這時候，想讓筋膜把舊水換成新水，就必須活動身體去「擠壓

海綿」。

另一個傳神的比喻是幫浦。活動身體就像幫浦，對筋膜施加的壓力會將筋膜中的水抽出，一併把裡頭的毒素帶走。等它對筋膜造成的壓力消失時，清水就會湧入筋膜清潔、補水，同時提供所需的營養素。這樣的動—靜循環是筋膜保持清潔、獲得養分和補充水分的關鍵，有了這一切才有辦法自在的滑動。

一旦筋膜不常活動，例如每天坐在電腦前一整天，就會導致非常糟糕的後果。誠如皮拉提斯專家布藍特·安德森（Brent Anderson）所說：「當我們固定一個姿勢不動，筋膜就會跟著我們的動作定格。所以如果老是坐著，筋膜就會呈現坐姿。」

2002 年，有人做了一項令人大開眼界的研究，他們讓老鼠身體的某些部位無法動彈，為期三週。[1] 成果很震撼：線條優美的筋膜網絡變得糾結、雜亂和厚重，膠原蛋白纖維朝各個方向大量橫生。這還只是幾週沒活動的結果。你可以想想，如果不活動的情況持續好幾年，會變成什麼模樣。

在這裡，我們可以學到兩件事：第一件是「活動是筋膜的保養品」，筋膜每天都要朝各種不同的方向活動。第二件是「動—靜循環很重要」，動可以把筋膜的髒水擠出，靜則能讓水分重新湧入擠乾水分的筋膜海綿。

運動時，請把以下這幾點謹記在心：

● **活動的幅度要廣**。想像一下，假如一輛火車只來回行駛在同一段的軌道上，那麼整段軌道只有那段是光滑、閃亮的，其餘的軌道則會因為無車行駛而鏽蝕。如果你只做一些伸展幅度很小的活

動，一旦動作超出那些範圍，就會覺得很痛苦。因此，平常應該盡可能挑戰你伸展和運動的極限。

● **運動方式要多元。**我們常會把自己定位成跑者、泳者或籃球員等，只鍾情於一種運動方式。然而，活動身體的方式愈多元，筋膜會愈健康。這也是我以跑者自居了幾十年後，開始投入鐵人三項的原因。單車和游泳這兩種運動方式，將我的日常鍛鍊提升到全新的境界。

我在從事某一項活動的時候，也會盡可能增加活動期間的多樣性。以舉重為例，負重量比較輕的時候，我會每組舉比較多下；負重量比較重的時候，就舉比較少下。

● **兩邊都要動。**舉例來說，如果你打高爾夫球或棒球，請時不時將球桿或球棒往對側揮一揮；這個小動作可以避免筋膜僵化。

## 禍首 2：受傷

筋膜遍佈全身，所以你傷到自己時也會傷到筋膜，不管是走路扭到腳，或是搬重物閃到腰；手術會在筋膜上留下印記；懷孕和分娩也可能導致筋膜受損，有時候還會造成慢性疼痛或大小便失禁的後遺症。[2]

並非每一個損傷都會對筋膜造成威脅。筋膜通常很有韌性，受點小傷不會有什麼大礙（除非你過度使用某部位，一再傷到同一個地方，稍後會談到這個部分），但大的損傷對筋膜會帶來長期的麻煩，因為膠原蛋白纖維可能會以纏繞的方式在傷處生長，試圖把受損的部位修補起來。這個時候傷處可能形成結節和沾黏，出現毒素累積、活動受限、無

法正常運作，甚至是極度疼痛等狀況。

再者，就如我在第 1 章提到的，筋膜就像大小剛剛好的床單：你拉動某一角，整張床單的其他部分會跟著移位。就是因為這樣，你才會在傷到某個部位的筋膜時，遠處的另一個部位也有疼痛、刺痛或無力的感覺（別忘了前面提到的動力鏈，許多遙遙相望的部位都透過筋膜串連在一起）。

更重要的是，你會因為受傷避免去動那個部位，或者是用另一種方式去活動身體的「其他」部位。換句話說，損傷需要的恢復時間愈長，你就會持續這樣的行為愈久，全身出現的症狀也會愈多。

以我自己為例，四歲時，我的眼睛受了很嚴重的傷，這也影響了我的一生。當時我跟家人一起健行，途中一根樹枝打到我的臉，接著這截斷枝竟不偏不倚地插進了我的左眼。儘管後來動了好幾次手術治療，但我左眼的視力還是非常模糊，所以我在看東西的時候，都會把頭微微轉向、前傾，好讓右眼的視角更集中。這個為了彌補視力缺陷養成的習慣，卻對我頸部的筋膜和肌肉造成了極大的影響。

## 禍首 3：過度使用

我說過，如果你想讓筋膜保有水分又健康，「活動」至關重要。話雖這麼說，但「過度使用」這個方式，只會對筋膜造成嚴重傷害。這就是為什麼一而再、再而三地重複相同的動作，而且日復一日地做，都會引發問題的原因，不論你是踢足球、買菜或工作時搬重物。

說到創傷，絕大部分人想到的是扭傷腳踝、撕裂半月板，或跌斷骨

頭之類的傷害。上述這些屬於「大」創傷，通常是跌倒或意外所致。不過，長期姿勢不良和重複性動作也會對筋膜造成十分微小的撕裂傷，這類創傷屬於「微創傷」（microtrauma）。儘管微創傷不如大創傷嚴重，長久下來，絕對會造成影響，尤其是相同的微創傷長期一再發生。

因為職業的關係，我和我老婆都曾因過度使用出現一些問題。身為脊骨神經醫師，我長時間彎身，為診療檯上的病患整治，有些部位的筋膜因此卡卡的，必須特別提醒自己多放鬆這些部位。我老婆以前常用左肩揹一大袋瑜伽用品，在城市裡走訪客戶；日積月累下來，她的頸部、肩部和上背部開始抗議。現在她不僅換了一個比較小的包包，還時不時換邊揹。

身體的任何部位都可能因過度使用受到影響。如果你天天投遞包裹，你的雙手、雙腿或背部的筋膜就可能在投遞的過程中出現微創傷。如果你每天都有好幾個小時把寶寶抱在單側腰間，髖部、側身、背部、手部和頸部的筋膜就會承受不小的壓力。「簡訊頸」這種今日很常見的問題，則是過度使用智慧型手機造成，尤其是在年輕人身上。

不管你是站著或坐著，只要呈現彎腰駝背又頭部前傾的姿勢，就會對肌筋膜系統造成極大的負擔。但是，許多人就是以這樣的姿勢回覆手機訊息。脊椎外科醫師肯尼斯・漢斯拉傑（Kenneth Hansraj）指出，「成年人的頭大概是 4 到 5 公斤重，在體態端正的情況下，頸部要承受的壓力也差不多如此。可是當頭往前傾 15 度時，頸部要承受的壓力就會激增到 12 公斤，30 度時 18 公斤，45 度時 22 公斤，60 度時 27 公斤。」[3] 也就是說，每當你低頭回訊息時，你的脖子就相當於撐著一顆重達 18 到 27 公斤重的保齡球。

時間不長時，你頸部和背部的筋膜和肌肉可以應付這樣的負擔，也能修復這個姿勢所造成的微創傷。然而，在今日，漢斯拉傑醫師說：「現代人每天都會低頭滑手機、收發訊息，平均一天 2 到 4 個小時。照這樣的數字算下來，一年下來，頸椎有 7 百到 1 千 4 百個小時都處在這樣高壓的狀態。」[4] 這是極度的過度使用！難怪每週來我們診所的病患中，有好幾十位都因滑手機，出現頭痛、背痛和頸部疼痛的狀況。

## 禍首 4：缺水

運動是把液體打入筋膜的最佳方法。不過，如果你的身體本來就缺水，它就無法替筋膜補水。不幸的是，許多人都無法替筋膜做到這件事，研究發現，高達 75% 的人有長期缺水的現象。[5]

水喝的不夠，當然是造成這個現象的一大原因，但不是唯一的原因。吹冷、暖氣工作，搭乘長途飛機，吃太多加工食品（身體需要用更多水去處理），吃太少富含水分的蔬果，甚至是服用藥物等，都會偷走身體的水分。另外，當代盛行的肥胖也是其中一個原因，因為肥胖者的脫水風險比較高。[6]

令人意外的是，竟然連使用手機、電腦或平板這樣的舉動，都會影響我們體內的含水量。在達娜・柯恩（我在紐約全方位健康診所的同事）醫師和吉娜・布里亞（Gina Bria）的精采著作《解渴》（*Quench: Beat Fatigue,Drop Weight, and Heal Your Body through the New Science of Optimum Hydration*）中：「熱會脫水。想想那些發光的電器產品，只要一開機就開始發熱。你注意過電腦的溫度有多高嗎？或是手機？」此

外，書中還說：「不管你是在使用電腦或是滑手機，只要你是彎腰駝背地坐著，這個姿勢就會阻礙、限制液體在我們全身系統中的重要流動。」

　　愈來愈多跡象顯示，透過每天籠罩我們的電磁波，電子產品或許會以另一種方式使我們脫水。一個極具聲望的研究團隊表示，「只要『短短幾分鐘』的時間，手機就可能對我們的細胞造成生物效應。手機基地台、無線網路，以及各種無線『智慧』裝置，也可能在幾分鐘內就對我們造成生物效應。」[7]該研究還指出，這樣的電磁波會干擾身體的正常運作，並破壞新陳代謝——任何會從這些面向影響人體的，幾乎都會影響到我們體內的水分，因為人體修復損傷時，需要更多的水。

　　簡而言之，現代人的生活環境處處潛藏著偷取筋膜水分的小偷。因此，比起過去，現在的我們需要補充更多水分，但絕大多數的人都沒做到這一點。

## 達娜·柯恩醫師：
## 在乾燥的環境中生活，如何使筋膜不鬧水荒

達娜·柯恩醫師是一位內科醫師，專以調整生活型態、飲食和其他非藥物的方法療癒病患。她是紐約全方位健康診所的一員，也是《解渴》一書的共同作者。

### ▶ 水分和筋膜之間有什麼關聯？

幾年前，整形醫師尚－克勞德·吉姆貝托（請見第28頁）決定把電子顯微攝影機置入活人的皮膚底下。在鏡頭下，他看到筋膜真的是一個輸送液體的系統。

在此之前，我們只看過已故、乾燥大體的筋膜，以為人體的水分都是靠血液和淋巴流通，所以這是一個全新的水分輸送系統，是個過去我們從來沒有好好了解的部分。我們向來很直覺地認為，必須動一動關節，才能讓它們滑順的活動；現在我們知道背後真正的原因——是因為活絡了筋膜。另外，透過按摩，你不但可以放鬆筋膜，還能夠使液體流通。

這也是大家認為「坐著是一種新菸害」的原因，因為坐姿會使四肢的液體運輸系統無法正常流通。

水參與了人體每一個系統的運作，包括排毒。如果身體體內的水分不足，這些功能就無法以最佳的狀態運作。基於這一點，我個人覺得，許多人也這麼認為，要預防和治療慢性疾病，補水絕對是

首要之舉。在你展開新的飲食或計畫之前，一定要知道如何補充足夠的水分。

## ▶ 如何知道自己有沒有缺水？

我要先聲明，我現在說的缺水，不是那種必須送醫院的嚴重脫水，真到了那種情況，你需要吊點滴。我說的缺水是臨床症狀不明顯的低度缺水，幾乎每個人都曾處在這種狀態之中。這沒有什麼指標可以檢查，必須觀察臨床症狀。尿液顏色是最好觀察的臨床項目：理想的尿液顏色應該是稻草那樣的黃色，太淡或太深都不好（小叮嚀：如果有吃 B 群，尿液顏色可能會呈現螢光黃）。再來，你白天的排尿頻率應該要落在每兩到三個小時一次。

就我個人的經驗來說，低度缺水最常見的症狀就是午後疲倦和腦霧。大部分人在出現這些症狀時，都會吃一些甜食，心想，「噢，我的血糖太低了。」實際上，多半是缺水所致。

## ▶ 筋膜是移動水分的載體，那麼筋膜缺水時會發生什麼事？

我們大部分的水分都在筋膜裡。當我們處在低度缺水狀態時，身體會想盡辦法從各個地方找水來用，筋膜就是被徵用的對象之一，畢竟讓大腦有水可用是當務之急。

隨著筋膜的水分一點一滴地徵收走了，裡頭的毒素和發炎反應也會愈來愈多，所以我們的關節比較容易痛、僵硬和受傷，因為筋膜無法按照原本的方式，將這些毒素和造成發炎反應的物質沖掉。

### ▶ 你在著作中提到，我們的細胞裡有「膠體水」，那是什麼？

一直以來，我們只知道水會以液體、固體和氣體等狀態存在。不過從吉羅德・波拉克（Gerald Pollack）博士在他西雅圖水分子研究室的研究成果來看，現在我們知道水還有「第四態」：膠體。他用 $H_3O_2$ 來表達這個狀態的水分子，認為我們細胞裡的水是以膠體水的形式存在。在自然界中，水也會以這個狀態出現在植物中。

想想蘆薈這類生長在沙漠中的植物如何保水。把蘆薈的葉子剖開時，會發現裡頭滿是凝膠，那就是膠狀的水分子。同樣的，用水沖泡奇亞籽時，也會發現它們周圍出現一層薄薄的膠體，可以做成奇亞籽布丁。你也可以想想黃瓜的籽，它們周圍也有一層薄薄的膠體。

正因為如此，我才說補充水分最好的方法就是每天喝一杯綠奶昔。如果你從沒試過這樣的補水方式，保證你絕對會在幾天之內感受到明顯的不同——你的能量、體內的流動性，還有活動的靈活度，都會大幅提升（柯恩醫師推薦的綠奶昔做法請見第 257 頁）。

### ▶ 可以舉個臨床上的個案，說明水的力量嗎？

我想跟你分享貝蒂的故事，她是個很有意思的個案。

貝蒂來找我看診的時候，走路的姿勢就像個老太太。當時她才五十出頭，纖維肌痛症（fibromyalgia）折騰得她痛苦不堪。她覺得自己很悲慘，每晚都要喝很多酒麻痺疼痛，才能好好入睡。

　　我替貝蒂做了檢查，送她回家，告訴她，要開始執行「解渴計畫」。當下她連散步這麼基本的活動都做不到，所以我教她一些簡單的抬肩和擺頭運動。她開始每天喝一杯綠奶昔，早上喝一大杯富含電解質的水，也稍微調整了一下飲食，好提升體內的含水量。

　　三週後，她回診時，簡直是蹦蹦跳跳地來到我的桌前，興高采烈地對我說：「我覺得好多了！」持續這樣的療程一到兩年後，她徹底脫胎換骨，不再買醉止痛，整個人神清氣爽，她真的改變了自己的人生。

　　充足的水分是推動一切的基礎動力，所以我才會說，不管你決定執行什麼計畫，補水這件事永遠要放在第一位。

## 禍首 5：壓力

　　壓力會使筋膜緊繃，反過來，緊繃的筋膜也會增加壓力。對數百萬生活在高壓環境中的現代人而言，這無疑是惡性循環。

　　在紐約市生活，我發現診所裡的所有病患幾乎都有這個問題。替他們診治時，我們可以清楚看見壓力對筋膜造成的影響，這些影響呈現在他們的臉部、頸部和顎部，我們看見他們的體態產生了變化，並感受到壓力在筋膜中形成的緊繃、結節和限制。

　　我們可以透過筋膜療法或瑜伽釋放緊繃，但這只是整個過程中的一部分。除此之外，如果你也承受很大的壓力，你和他們一樣，都需要運

用一些我在第 7 章列出的技巧，積極地應對壓力。

## 禍首 6：老化

對於變老這件事，我們能做的事不多，因為這是無法抗逆的現象。不過，了解老化對筋膜健康的影響還是相當重要，這樣你才會知道，年紀愈長愈需要花更多心思保養筋膜。

我們沒有要逃避筋膜會隨著年齡變化的事實，它會變硬、會斷裂、會漸漸失去水分（筋膜專家湯馬士·邁爾斯常提出這個問題：「你是漸漸變老了？還是只是慢慢失去水分？」）

儘管如此，還是有一些對策。重力是筋膜的敵人之一，它會把我們往下拉，也會壓縮筋膜。當我們的年紀愈來愈大，重力壓縮筋膜的攻勢也會愈來愈占上風。想要減緩這個過程，你可以做一些活動，例如伸展、瑜伽和太極，它們不只能對抗重力的拉力，也能為筋膜打入更多水分。另外，正確的飲食和少讓自己接觸毒素，也能延緩筋膜老化的速度——這也是我們接下來要面對的另外兩個禍首。

## 禍首 7：不良的飲食習慣

不管你的飲食習慣如何，都會對筋膜產生莫大的影響，換句話說，現代許多人吃進去的食物，都會對筋膜造成傷害，並讓筋膜處在營養匱乏的狀態。

讓我們先來談談不好的飲食。這類飲食的最大問題是糖，它會

跟身體的蛋白質形成一種叫「糖化終產物」（advanced glycation end products, AGEs）的分子。糖化終產物是非常不好的東西，因為這些具破壞性的分子會導致筋膜內（還有身體其他地方）的膠原蛋白纖維「交聯」，因而變硬、變形，讓身體完全無法修復。糖化終產物造成的這些傷害，會降低筋膜的滑動能力。有人研究糖化終產物對肌腱的影響，發現「糖化終產物的主要影響機制是降低纖維在基質中相互滑動的能力，進而使得組織失去正常的黏彈力」[8]，意思就是肌腱會變「黏稠」。

　　但不是只有吃太多含糖食物會傷害筋膜，吃太少有益健康的食物也會。說到筋膜保健，人們犯的最大錯誤就是吃太少天然、未經加工的食物，這些食物可以幫助建構、保護，並更替膠原蛋白。我們會在第 7 章討論這些食物，有一類食物值得在這裡先提一下，那就是富含維生素 C 的食物。

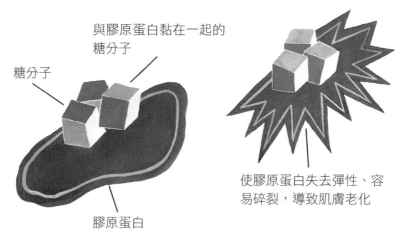

與膠原蛋白黏在一起的糖分子

糖分子

膠原蛋白

使膠原蛋白失去彈性、容易碎裂，導致肌膚老化

**糖化的過程**

維生素 C 是形成前膠原太酶（procollagen）的必需品，身體會利用前膠原太酶製造各種膠原蛋白。維生素 C 其實是決定身體能製造多少膠原蛋白的「限速」因素，也就是說，一旦維生素 C 用盡，膠原蛋白的產線就必須停產。別忘了：筋膜主要就是由浸在水裡的膠原蛋白構成。因此，萬一體內的維生素 C 不足，就會嚴重打擊筋膜。

## 壞血症──一種缺乏膠原蛋白的疾病

這裡要談一些與筋膜和飲食有關的歷史插曲。壞血症（Scurvy）是一種因缺乏維生素 C，導致人體無法正常更替膠原蛋白的疾病；這個令人衰弱，甚至是死亡的疾病，曾奪走成千上萬名水手的生命。最終，是靠著每天配給水手定量的柑橘果汁，才化解了這個問題。

現在你不會看到有人因壞血症死亡，因為我們每天多多少少會從飲食中吃進一些維生素 C，但仍有數百萬人因維生素 C 攝取量不足，無法以最佳的狀態生成膠原蛋白，讓自己的筋膜活受罪。

## 禍首 8：毒素

就跟你身體裡的其他器官一樣，接觸到含有毒素的食物、空氣或水時，筋膜也會受損。毒素會使身體發炎，破壞細胞，奪取水分，並消耗營養素，而這一切都會影響到筋膜。

營養師莉安娜・維爾娜－葛雷說：「毒素會分解膠原蛋白。你可以把筋膜想像成一條富含彈性和韌性的義大利麵，然後在上面倒點毒藥（毒素），就會看到義大利麵變軟、變爛、支離破碎，無法呈現原本的

樣貌。」

　　幸好，即便這個世界充滿毒素，我們還是有辦法將接觸到它們的機會降到最低。在第 7 章，我會告訴你一些簡單的方法，能大幅降低有毒物質對身體造成的負擔。

　　在這裡我想特別討論「吸菸」。抽菸不只會接觸到毒素，還會對筋膜造成格外嚴重的傷害，因為它會降低筋膜獲取充足氧氣和營養素的機會。這就是為什麼吸菸者慢性背痛的機率會高出非吸菸者將近三倍，還有術後傷口會比較難癒合的原因之一。[9]

＊　　＊　　＊

　　如你所見，我們生活中的許多舉措，舉凡吃速食、受傷、久坐不動到滑太久手機等，都會傷害到筋膜。經年累月累積的傷害，就會讓你變硬、不靈活，甚至出現慢性疼痛。

　　好消息是，你能夠鬆開這些緊繃、糾結又「黏稠」的筋膜，而且這些方法相當簡單、安全又不用動刀。多數時候可以獨立運用，有時候可能會需要專家的協助。在下一章，我會幫助你判斷，此刻你的狀態到底是適合自己來，還是需要專家協助。

## 安東尼歐・史岱柯醫師：
## 當筋膜研究成為家族事業

復健科醫師安東尼歐・史岱柯（Antonio Stecco）的家族，是筋膜界最顯赫的筋膜世家。他的父親，物理治療師路易奇・史岱柯（Luigi Stecco），不但是發現筋膜的重要先驅，還是「筋膜操作治療術®」（Fascial Manipulation®）這套強大技法的創始人。他的手足，骨外科醫師卡拉・史岱柯（Carla Stecco），是突破性著作《人體筋膜系統機能解剖學圖譜》（*Functional Atlas of the Human Fascial System*）的作者。他自己亦出版過多本著作，例如翻轉眾人思維的《筋膜操作治療術》（*Fascial Manipulation for Musculoskeletal Pain*）一書（與他的手足合著）。

史岱柯一家和各自的研究團隊發表超過 150 篇學術論文。了解筋膜的解剖學是安東尼歐的主要研究重心，尤其是在筋膜和肌肉之間的關係這一塊。

史岱柯醫師對筋膜的興趣很早就萌芽了。「我從小就是愛運動的人，」他說：「受過不少大大小小的傷。我的父親會替我療傷，而且成效很好，令我不禁好奇這些成效背後的機制究竟是什麼。」受到這股好奇心的驅使，後來他追隨父親的腳步，成為世界上最傑出的筋膜學者之一。他在帕多瓦大學（University of Padua）的人體解剖生理學系任教十多年，為了揭開筋膜的祕密，他解剖過上百具的大體。

　　「我們從解剖學下手，」史岱柯醫師說：「你知道的，我們要先搞清楚筋膜是什麼，然後進一步探討它的生物力學：筋膜如何傳遞承載的負荷，筋膜要怎麼在肌肉上滑動。再來，我們把研究的觸角延伸到組織學：筋膜的細胞會如何生成玻尿酸這種潤滑劑，好在各層筋膜或肌肉之間滑動。現在進行的是更臨床的研究，我們想知道玻尿酸會怎樣發生變化？它會導致細胞內的基質黏度增加，降低筋膜的滑動度。這樣的轉變不僅會使筋膜僵硬，還會刺激到筋膜內的機械性刺激感受器。」

　　史岱柯醫師的團隊首先發現筋膜含有神經末梢，因此筋膜本身就會疼痛，尤其是在僵化的時候。之後陸續投入筋膜研究的學者，也證實了這些發現確實不假。另外，他們的研究還指出，本體感覺是源自深層筋膜。

　　史岱柯家族目前正在探討的另一個領域，是筋膜在神經擠壓這類神經病變（例如坐骨神經痛）中扮演的角色。「大家都把研究的重點放在脊椎的神經根上，」史岱柯醫師說：「事實上，不是只有這個部位的神經會出狀況。」他和同事在最近發表的論文中提到，感覺神經會行經深層和淺層筋膜，所以一旦筋膜因微創傷變得過於黏稠，很可能就會擠壓到神經。[10]

　　除了投身研究，史岱柯醫師也開班教授「筋膜操作治療術®」。這套方法會藉由摩擦特定的點（即該書提到的「協調中心」和「融合中心」）來調整筋膜的狀態。操作的過程中，治療師需要仔細分析每一位個案的狀況，因此，成效很好。他成功醫治了各種疑難雜

症，不僅僅是肌肉骨骼系統這方面的疾病，還有許多內科病症，例如大腸急躁症、脹氣、胃食道逆流、經痛、失禁和吞嚥障礙等。

值得一提的是，史岱柯醫師指出，「筋膜操作治療術®」治療的部位通常不是個案感到疼痛的區塊。這表示，這套方法是依據治療師的分析，針對個案疼痛的「源頭」來醫治，也就是筋膜無法正常滑動、活動受阻的地方。

史岱柯醫師說，個案接受治療後，力量和活動幅度多半會立刻改善。「老實說，」他說：「每一次我都希望他們能一次見效。」他也解釋，肌筋膜出狀況時，肌肉就無法充分發揮力量，這種現象叫做「緻密化」（densification）。他的治療可以快速化解這個問題，讓肌肉重新恢復力量。

最近，史岱柯醫師團隊發表的研究論文更是令人眼睛一亮。他們發現，「筋膜操作治療術®」不只能治療疼痛，還具備強大的預防效果。[11] 該研究以半職業足球員為受試者——這群運動員非常容易在賽季末出現踝關節受傷的問題；研究人員發現，在賽季一開始就為這些足球員施作「筋膜操作治療術®」，能大大降低他們的踝關節在整個賽季中受傷的次數。「它能恢復身體的力學，」史岱柯醫師說：「讓球員盡可能以最佳的身體狀態上場。」

## CHAPTER 3

# 和筋膜化敵為友

- - - - - - - - -

　　你體內每個器官和系統的健康，其實，是每一顆細胞的健康都取決於筋膜；而筋膜的健康，主要是取決於你。你善待筋膜，它就是你最強大的盟友；若你忽視或虐待它，它就會變成最棘手的敵人。

　　所以現在請你好好回答這兩道重要的問題：

　　①你的筋膜有多健康或多不健康？

　　②你可以採取什麼行動，讓筋膜以更好的狀態為你所用？

　　在回答這些問題之前，你必須先知道一件事：沒有人的筋膜是100% 健康。我們的筋膜或多或少都有些毛病，這些毛病可能是先天的，也有可能是後天受傷或生活習慣造成。更重要的是，即便是最健康的筋膜，在沒有定期鍛鍊的情況下，也會變硬、變緊、變乾。

　　這意味著，筋膜療法能讓每一個人受惠，即使只是簡單按摩或用按摩滾筒滾一滾，都有幫助。換句話說，在日常生活中大量伸展、活動身

體，是很聰明的舉動。每一種活動都算數，你可以跳舞、做瑜伽，也可以到操場吊單槓。

不過，如果你筋膜的問題很嚴重，恐怕無法靠這些簡單的活動得到幫助（萬一你哪個部位痛，或肢體的活動幅度受到局限，上述某些活動大概也不太適合你）。這就是我寫這一章的目的：幫助你判斷你的問題是屬於輕症或重症；前者可以用一些技巧改善，後者需要尋求專家的協助。

你可以利用我設計的自評測驗，評估自己的症狀和情況，充分了解筋膜的狀態。人人都值得擁有強健、靈活又無痛一身輕的身體，知道自己的狀況後，就可以擬定對策，積極採取行動。

在你進入自評測驗前，我想先跟你介紹四位虛構的個案：莎莉、米格爾、麗莎和賈馬爾，他們各自有常見的筋膜問題，嚴重程度不一。這四個人是我們在診所看過成千上萬名病患後，濃縮出的四個代表性範例。閱讀他們的問題和解決方法時，也可以同步思考自身狀況與他們可有相似之處。

## 莎莉的輕度筋膜問題

莎莉是個 38 歲的單親媽媽，最近剛升職，成為矽谷某科技公司的人資部主管。日子還算過得去，但她知道自己可以更上一層樓。

莎莉一天有八小時都坐在電腦前，伏案辦公；每個小時會低頭檢閱手機，回覆數十封的短訊。由於長期姿勢不佳，她的上背部常感覺疼痛、緊繃，肩膀的肌筋膜也卡卡的。

莎莉總是從早忙到晚，除了要應付高壓的工作，還要接送女兒去上各種才藝課，像是鋼琴、足球和空手道。雖然她每天總能如期完成手頭上的每件事，但工作、家庭兩頭燒的壓力，還有與 15 歲青春期孩子相處的緊張氣氛，都讓頭痛的狀況愈來愈嚴重。長期處於緊繃的狀態之下，她的呼吸也變得短淺，常常感到焦躁不安。

莎莉有滿滿一櫃子的跟鞋和靴子，但她卻為此感到難過，因為很多鞋一穿就腳痛，所以都不能穿了。也因為這樣，她只能穿平底鞋和網球鞋。

莎莉經常睡眠不足，終於躺在床上時又輾轉難眠。另外，她常為了省時間，匆匆解決三餐，只求方便，不管營養。

儘管莎莉有生活壓力大、缺乏睡眠、姿勢不良和飲食習慣不佳等問題，但她覺得自己的整體狀態其實還算不錯。話雖如此，光是「不錯」是不夠的，所以她採取了行動。

## 莎莉的問題和解決方法

莎莉的筋膜每天都承受很多壓力，久坐和姿勢不良扭曲了筋膜形態、長期壓力局限了它的活動、睡眠不足剝削了它的休息時間，不良飲食的習慣也掠奪了筋膜的水分和營養素。

為了扭轉這一切，莎莉第一個行動是上瑜伽課。瑜伽課教的呼吸和伸展方式放鬆了筋膜，也舒緩了背部和肩膀的緊繃感；除了瑜伽，每個月她還會去按摩。這般雙管齊下，她發現自己的睡眠狀態和頭痛問題大幅改善，面對女兒青春期的喜怒無常時，也比較能輕鬆應對。再來，她開始學習正念冥想，幫助自己在一天結束之際，卸下壓力的束縛。

上瑜伽課的時候，瑜伽老師教了她一個改善腳痛的小技巧，所以她開始用網球伸展足底的筋膜。持續一段時間後，這個小技巧果真舒緩了腳痛，她又能偶爾穿穿跟鞋。她也買了一張升降工作桌（請見第 146 頁），這樣每天就能輪流以坐姿和站姿工作。除此之外，她還開始自備健康的零食和午餐上班，定時飲水、補充水分。由於莎莉公司的按摩師教她一些可自行操作的按摩技巧，沒去找按摩師按摩的時候，她會利用按摩滾筒替自己鬆一鬆。

莎莉的行動雖然簡單，但相當有幫助。隨著日子一天天過去，她的姿勢改善了，頭痛消失了，背部和肩部的疼痛舒緩了，再度充滿活力，天天都可以元氣滿滿地執行一整天的行程。

# 米格爾的中度筋膜問題

米格爾是個 43 歲的軟體開發者，白天坐在辦公桌前工作，晚上則窩在沙發上網。他也是個「週末運動人」，每到假日就長跑，好彌補上班日久坐的弊病。

米格爾的膝蓋有舊傷，是高中參加體育活動受的傷。他跑步的時候，左側的髖部就會痛，而且會一路延伸到膝蓋。他日漸發福的肚子和長期一屁股坐在口袋錢包上的習慣，也讓髖部隱隱作痛。

一週總有幾天，尤其是跑完步的週末，米格爾發現自己一覺醒來，膝蓋腫脹或髖部疼痛，每次他都會吞幾顆消炎止痛藥，把症狀壓下來。不過，他心裡其實很不安，因為疼痛的頻率愈來愈高。這些年來，他已經看到父親因為肥胖和不活動，變得愈來愈虛弱無力，他不想步上他的後塵。

## 米格爾的問題和解決方法

米格爾想做對自己健康有益的事。可是，他週間久坐、週末過度運動的習慣，不但沒辦法為筋膜的健康加分，還不斷摧殘它的健康。他逐日上升的體重也對筋膜造成壓力，而他坐在錢包上的習慣，則破壞了身體的平衡，使得筋膜一側長期受到擠壓，另一側則過度伸展。

米格爾採取的第一個行動是加入健身房，他的會員資格提供了十堂個人教練課程。教練要他積極伸展身體，平常他也會持續做一些簡單的動作，或是用按摩棒滾開肌筋膜。教練還說服他，把錢包改放在前側的

口袋，並用筋膜槍按壓疼痛的激痛點。

米格爾開始游泳，取代跑步，因為這能讓膝蓋的筋膜少承受很多壓力。阻力訓練強化了他無力的臀肌（跑者常有這個問題），讓這些肌肉得以為筋膜提供更好的支持。另外，他改掉週間一下班就窩在沙發上、只在週末運動（還有過度運動）的習慣，每週週二和週四，他也替自己安排了一些鍛鍊。

幾個月內，米格爾的膝蓋和髖部疼痛就減輕了。這套新的運動模式也讓他的腰圍小了 12 公分，改善了體態，筋膜當然更健康了。

## 麗莎的重度筋膜問題

麗莎是個 36 歲的律師，希望在 40 歲告別單身，但整天埋首電腦工作，甚至常常加班到深夜。另外，她還需不停用手機回覆客戶和同事訊息，必須不斷伸長脖子來回張望不同螢幕上的資訊。

麗莎的身材雖然纖細，但上圍非常雄偉。中學的時候，還常因此遭到嘲笑，為了遮掩豐滿的胸部，她不自覺養成了微微聳肩的駝背姿勢。這樣的體態讓她的頸部和上背部長期隱隱作痛，有時候這股源自肌筋膜的疼痛還會延伸到右臂，讓她手指發麻。

由於麗莎是在很重視形象的公司上班，所以總是穿得很體面。她有滿滿一櫃子的高跟鞋，好看歸好看，卻讓她的髖部和脊椎出現錯位的情況。她還有一個沉甸甸的公事包，每次都用右手提著，讓頸部和背部承受了更大的壓力。

不久前，麗莎有一個論及婚嫁的交往對象。但大約一年前，她開始

刻意避免和對方親熱，因為她發現性交時會感到疼痛，但又不好意思告訴對方原因，尤其是她聽到醫生說這可能是身心失調所致。最終，她的伴侶因為得不到滿足而結束關係。她很渴望陪伴，但約會又令她感到焦慮。

麗莎每晚大概只睡五、六個小時，白天需要不時飲用含糖咖啡提振精神。儘管這能帶來一定的提神效果，但每天早上醒來，她還是覺得又累又僵硬，常常只能靠咖啡硬撐過整天。她知道要告別單身，必須把自己調整到最佳狀態——但在那一刻，她並不在那個狀態中。

## 麗莎的問題和解決方法

麗莎的筋膜不但因壓力變得緊繃，還因為彎腰駝背的習慣扭曲變形。穿高跟鞋和老是把公事包提在同一側，使筋膜的處境雪上加霜。醫師認為她是身心失調所致的骨盆腔疼痛，其實也是肌筋膜出狀況造成。她每天飲用的含糖咖啡，增加了體內的糖化終產物含量（請見第58頁），對敏感的筋膜造成嚴重的傷害；睡眠不足則讓筋膜沒有足夠的時間更新、修復自己。

幸好，麗莎找到了方法。辦公室一位助理律師聽說她有頸、背疼痛的困擾，推薦她去公司附近一家整合醫學中心看診。麗莎掛了號，開始接受一系列的養護療程，包括物理治療、整脊、針灸、按摩和營養諮商。

物理治療師教授麗莎如何伸展胸部的胸肌，好更有力的支撐胸部，避免胸部的筋膜受到束縛。治療師也建議她只在特殊場合穿高跟鞋，其餘的時候就穿平底鞋或低跟的鞋子。該中心醫師發現她的骨盆腔疼痛是

源自肌筋膜的問題，於是以激痛點療法醫治。

　　麗莎改變揹包包的習慣，除了原有的手提公事包，有時候也會改揹後背包；拿著或揹著它們的時候，也不會只用右側負重，而是兩側輪流。她也買了健身辦公桌，這樣就算在處理個案的文書資料時，也可以一邊活絡筋膜。為了改善壓力，她把深呼吸運動（請見第 96 頁）和正念冥想（請見第 211 頁）納為日常生活的一部分。

　　治療師的建議讓麗莎變得比較有活力，她不用再喝含糖咖啡來提神，並養成了每天喝一杯鮮榨蔬果汁的習慣。她也開始訂購宅配到府的健康餐盒，如果沒時間料理三餐，也可以馬上在辦公室或家裡吃到營養的餐點。在這番努力之下，她的筋膜每天都能獲取充足的水分和營養素。

　　麗莎依舊從事工時長又高壓的工作，不過現在的她有更多的活力，能更從容自在地面對這一切，同時重拾了她嚮往的伴侶關係。

# 你深受骨盆腔疼痛所苦嗎？

我們治療的經驗中，慢性骨盆腔疼痛是最常見，也最容易導致嚴重後果的一種肌筋膜問題。不論男女都可能經歷這種疼痛，而且影響往往非常強烈。以下就是它可能造成的症狀：

- 性交期間或性交之後疼痛
- 經痛加劇
- 頻尿
- 排尿疼痛
- 坐著會痛
- 會陰部疼痛（陰道和肛門或陰囊和肛門之間）
- 排便疼痛
- 腹股溝、生殖器、尾骨或恥骨上方疼痛
- 下背部疼痛

大衛·懷斯（David Wise）博士和羅德尼·安德森（Rodney Anderson）博士在兩人合作的著作《骨盆腔裡的麻煩事》（*A Headache in the Pelvis*）中說，惡性循環的骨盆腔疼痛是「一場可怕輪迴」：疼痛的骨盆腔組織觸發了骨盆腔肌肉的反射性收縮，骨盆腔肌肉的反射性收縮又刺激了疼痛的骨盆腔組織，反覆受到刺激的骨盆腔組織會引發焦慮；焦慮又會加重骨盆腔的壓力和疼痛，增加激痛點的電位活性，並觸發發炎組織啟動更多的保護機制。他們說那就像是「一波永遠都不會停歇的骨盆腔肌肉痙攣」。

骨盆腔疼痛很折磨人。安德森博士就曾受它折磨了好幾年，一直到他和懷斯博士研究出「懷斯－安德森療法」（Wise-Anderson Protocol）後，才擺脫這種痛苦。他說：「半夜我會痛醒，然後默默流淚，雖然很痛，但我束手無策。」慢性骨盆腔疼痛也可能改變一個人的人生，因為它會導致患者躁鬱、憂鬱、封閉自我、失去性趣，有時候還會毀了他們的感情生活。

即便骨盆腔疼痛的影響如此強烈，但醫師卻常認為它純粹是一種身心失調引起的疼痛。有時候，還會被誤診為其他的疾病，例如前列腺炎（prostatitis）或外陰疼痛（vulvodynia）。

好消息是，筋膜療法多半可以減輕，甚至是治癒慢性骨盆腔疼痛，終結這持續多年的苦難。這個過程可能需要多管齊下，舉例來說，懷斯和安德森博士的方法就是把激痛點療法和其他肌筋膜釋放技巧，與壓力管理技巧結合在一起。

## 賈馬爾的極重度筋膜問題

　　45 歲的賈馬爾，大學時期打過網球隊，下背痛也是從那時候開始一路糾纏到現在。在 2、30 歲的時候，他的背只會偶爾疼痛，通常臥床休息幾天就會消退。不過在出現足底筋膜炎後，疼痛的情況就急轉直下。他試過冰敷，也服用過抗發炎藥物，但都只能暫時舒緩。

　　後來為了減緩走路時引發的疼痛感，賈馬爾甚至改變走路的姿勢，沒想到卻又導致這股疼痛一路從下背部蔓延到髖部和膝蓋，連走路都有問題。身為零售業務員，身體的問題令他愈來愈難好好工作，畢竟他需要整天到處走訪客戶。他的消化也不太好，但不太確定和其他問題是否有所關連。

　　後來賈馬爾發現每晚睡前喝幾杯，暫時能夠麻痺疼痛，好好睡個覺，所以他養成了靠酒精止痛的習慣。

　　雖然賈馬爾過去一直非常熱愛運動，但隨著疼痛日益加重，他不得不放棄這項喜好，兩年內因此胖了 18 公斤，血糖值也飆升到糖尿病前期的範圍，這是非常駭人的消息，因為他有糖尿病的家族病史。

　　賈馬爾知道，這是人生的一個轉捩點，也知道若想要重返健康的人生，光靠自助是不夠的，他還需要專家的協助。

### 賈馬爾的問題和解決方法

　　就賈馬爾的情況來看，他的足底筋膜炎就是引發後續一連串問題的根源，從背部、髖部和膝關節長期疼痛，到消化問題，甚至是最後的酗

酒、變胖和血糖飆升等，全都和它脫不了關係。

不幸的是，我們在診所裡很常聽到這樣惡性循環的故事：許多病患都是因為疼痛而開始不運動、濫用藥物或酒精、體重上升、生病。這麼說實在很令人難過，但確實有許多受疼痛所苦的人，都對鴉片類藥物或酒精成癮。

幸好，賈馬爾在一切尚未太遲時，就展開了行動。他去看復健科，醫師將他膝關節裡發炎的組織液引流出來，又打了一些非類固醇藥物的激痛點注射，終止足部和髖部筋膜反覆疼痛的惡性循環。

X 光片顯示，賈馬爾有長短腿，這對足底筋膜造成了影響。為了矯治這個問題，復健科醫師要他穿戴輔具，墊高較短的那條腿，確保他能以雙腿等長的狀態活動。賈馬爾開始密集接受物理治療，藉由拉伸和振動療法緩解髖部和下背部的疼痛。這些物理治療還替他帶來了額外的好處：改善了消化問題。這一點其實沒什麼好大驚小怪的，因為腹部筋膜受到局限時，本來就會導致各種問題，舉凡脹氣到便祕都與它有關。

另外，賈馬爾還去看了功能性醫學門診，醫師發現他的糖化血色素（A1c，一種評估長期血糖狀態的生化指標）數值非常高。這不僅會增加他得到糖尿病的風險，大量的血糖也會創造許多有害筋膜的糖化終產物。醫師要他保持健康的飲食，並建議他服用營養補充劑。

在這些專家的幫助之下，賈馬爾的疼痛逐漸減輕，最後終於徹底擺脫它的折磨。他停止了靠酒精麻痺疼痛的舊習，甚至能夠做一些不會對足部造成壓力、但可以幫助保持身材的非負重運動。在飲食和活動狀態同步改善後，他也減掉了之前增加的體重。他的糖化血色素降到了正常值 5.3，不只降低了得到糖尿病的風險，還減輕了筋膜的負擔。

＊　＊　＊

如你所看到的，在治療筋膜這件事情上，沒有什麼「一體適用」的方法。這四位個案的症狀大不相同，而他們也都針對自身的問題找到了解決方法。

其實，你也能針對自身的需求量身打造出一套對策，只是要先花一點小心思了解自己。正因如此，我才會設計這份簡單的測驗，幫助你評估自身的筋膜狀態，並擬定後續的行動。

# 「筋膜解痛自療」自評測驗

請抽出一段時間做這份測驗。仔細思考每個問題,並留意各評測項目的答題模式。

## 醫療狀況

在這個項目,請選擇最能表達你目前健康狀態的答案。

- 你曾因為關節扭傷／拉傷、韌帶撕裂或骨頭斷裂,因而影響到活動能力嗎?
  A. 從來沒有
  B. 只發生過一次
  C. 發生過很多次

- 你受過什麼大傷嗎?
  A. 從來沒有
  B. 只發生過一次
  C. 發生過很多次

- 你動過手術嗎?
  A. 從來沒有
  B. 只動過一次
  C. 動過很多次

- 你曾在人生的某個重要階段經歷情緒創傷，或感到壓力？
  A. 幾乎沒有壓力
  B. 中度壓力
  C. 重度壓力

- 下列何者是你的身體質量？
  A. BMI 介於 18.5-24.9 / 健康的體脂率
  B. BMI 介於 25-29.9 / 不健康的體脂率
  C. BMI<18.5 或 >30 / 不健康的體脂率

- 你身體有哪裡疼痛嗎？
  A. 全身輕鬆自在
  B. 有一些地方隱隱作痛
  C. 有許多地方隱隱作痛，或某個部位有中度至重度的疼痛感

- 你有任何結構性異常的病症嗎？例如脊椎側彎、關節炎、長短腳／手，或高低肩？
  A. 沒有
  B. 有，但很輕微，不至於影響我的生活
  C. 有，而且對我影響滿大的

- 你是否有下列任何一種病症：纖維肌痛症、發炎性疾病、顳顎關節障礙、糖尿病或糖尿病前期，或偏頭痛？
  A. 沒有
  B. 沒有，但有這方面的家族史
  C. 有

- 你的血壓如何？

  A. 在正常範圍內

  B. 略高於正常範圍，但不需要藥物控制

  C. 高

- 你的活動幅度如何？

  A. 輕鬆自在，毫不受限

  B. 沒有什麼卡卡的感覺，但可以再更靈活

  C. 有所局限（會痛或不會痛），而且嚴重影響到我的日常活動

- 你的平衡感如何？

  A. 我能優雅、輕鬆地活動

  B. 普通，但可以再好

  C. 我手腳不太靈活，容易跌倒，或平衡感不好

- 你在咳嗽、打噴嚏、大笑或運動時，是否會漏尿？

  A. 不會

  B. 不會，但以前或未來很可能會

  C. 會

- 疼痛或活動幅度受限是否影響到你的性生活？

  A. 不會

  B. 不會，但以前或未來很可能如此

  C. 會

## 生活型態

在這個項目，請選擇最貼近你個人狀態的答案。

- 你整天都會喝水嗎？
  A. 我每天都會刻意提醒自己喝水
  B. 我常忘記喝水

- 你平常的飲食是？
  A. 飲食很營養，富含水果和蔬菜，沒什麼加工食品
  B. 時不時會吃些加工食品

- 你會避免糖分嗎？
  A. 會閱讀成分標示，避開加糖的產品
  B. 飲食少不了含糖點心

- 你每晚通常睡多久？
  A. 超過七小時
  B. 少於七小時

- 你會服用營養補充品嗎？
  A. 我有定時服用綜合補充劑的習慣
  B. 我不服用補充劑，或是常忘了服用

- 通常，你每日的活動量多大？（包括健身、整理家務、園藝等等）
  A. 每天至少做 60 分鐘中度至強度活動
  B. 每天的活動時間少於 60 分鐘，或只有一些輕度活動

- 你常變換運動的方式嗎？
  A. 我常嘗試新的活動，或鍛鍊不同的肌群
  B. 我喜歡規律，都做相同的運動

- 你每週做幾次伸展運動？
  A. 每週至少三天，一天伸展的時間會超過 10 分鐘
  B. 很少，或根本不做伸展動作

- 你多久進行一次人體療程（例如按摩或針灸）？
  A. 一個月至少一次
  B. 從沒做過，或很少去做

- 你做減壓活動嗎，例如瑜伽或冥想？
  A. 定期
  B. 從來沒有，或很少

- 你每天坐著的時間會超過 8 小時嗎（包括工作、居家和通勤時間）？
  A. 不會，我通常都站著
  B. 會，但我盡量每一、兩個小時就起身一下
  C. 會，而且我常常連續坐好幾個小時都沒起身

- 收、發手機訊息時，你是怎樣的姿勢？
    A. 我很少看手機；或我會刻意用良好的姿勢收、發訊息
    B. 我整天低著頭看手機

- 你常彎著脖子，把電話夾在肩膀和耳朵之間嗎？
    A. 不會
    B. 會，有時候講比較久的電話會這樣
    C. 會，我一天到晚都在講電話，而且通常都彎著脖子把電話固定在耳邊

- 你多久玩一次電玩？
    A. 偶爾或從來不玩
    B. 一週超過 10 小時，而且一次會連玩好幾個小時

- 你穿高跟鞋嗎？
    A. 從來不穿
    B. 會，但只在特殊場合穿，一個月只會穿個幾次
    C. 會，一週至少穿三次

- 你的包包通常多重？
    A. 我都不帶包包
    B. 很輕，可以輕鬆提起
    C. 滿重的，放下時，我可以感覺到肌肉如釋重負

- 如果你天天都會帶包包，通常是用什麼方式攜帶？
    A. 我會用雙手或雙肩流輪提／揹它
    B. 我都把包包提／揹在同一側

- 你常會把東西放在屁股口袋嗎？
    - A. 不會
    - B. 會，但坐下時會拿出來
    - C. 會，我常把一些頗有重量的東西放在屁股口袋，像是手機和錢包

- 坐著時，你的雙腿和雙腳通常是什麼姿勢？
    - A. 雙腳平放地面
    - B. 雙腿交叉，不時變換翹起的那一條腿
    - C. 雙腿交叉，不會變換翹起的那一條腿

- 你的日常生活需要每天重複相同的動作嗎（例如打字或照顧嬰兒）？
    - A. 不需要
    - B. 需要
    - C. 需要，而且我已經因為這件事受了傷

- 你覺得自己壓力很大嗎？
    - A. 不覺得
    - B. 有時候
    - C. 常常

- 你抽菸嗎？
    - A. 從來不抽
    - B. 有時候會抽（或之前會抽）
    - C. 常常抽

- 你每週的平均飲酒量是？
  A. 滴酒不沾
  B. 適量（女性最多 7 杯，男性最多 14 杯）
  C. 大量（女性 7 杯以上，男性 14 杯以上；或每次飲酒都喝 3-4 杯以上）

- 運動時，如果哪個部位疼痛，你會怎麼做？
  A. 降低運動強度，或是重新檢視自己的姿勢是否正確
  B. 不管它，做就對了——沒有痛苦，哪來的收穫！

## 自我反思

在這個項目，如果該句話符合你的狀態，請填 A；不符合，請填 B。

- 我的步伐充滿活力又輕盈。
- 我很強健。
- 我很優雅。
- 我很靈活。
- 我體態良好。
- 我健康的老去。
- 我身體健康，能輕鬆完成日常事務。
- 我對自己和整個世界都很心平氣和。

## 統計分數

1. 只要你選了 C 這個答案，或是任何這裡沒提到、但嚴重影響你健康的醫療問題，你就需要找專家評估。我建議你去全人醫療機構尋求協助，因為這類醫療院所能從多元的角度解決你的問題。你極可能有嚴重的筋膜問題，雖然自我療法能讓你舒服些，但可能無法徹底改善狀況。

2. 我們來看看選了 B 這個答案代表什麼：

   • 如果你是在醫療狀況這個項目選了 B，至少找一位專家好好諮詢一次。不過，自我療法能對你的筋膜帶來很大的幫助，你很有機會靠著改變生活和運動習慣，把筋膜調整到最佳狀態。

   • 如果你是在生活型態這個項目選了 B，你的這些問題都可以靠自我療法，以及偶爾的人體療法（例如按摩）迎刃而解。

   • 如果你是在自我反思這個項目選了 B，我建議你先從自我療法做起，並搭配一些簡單的專業療法（例如按摩）。萬一這些方法仍不足以解決你的問題，再逐步尋求專家的協助。

   這些原則能提供你一個合適的起點。然而，筋膜要接受什麼治療，完全由你決定，所以請根據你的個人狀態、生活型態和預算，選出最適合你的方法。筋膜療法的種類五花八門，沒有什麼對錯、優劣之分，全都能對筋膜帶來一定的幫助，因為它們都是針對筋膜治療。只要你能用某種方式改變筋膜的形態，必定能有所斬獲。

# PART 2
# 「筋膜解痛自療」計畫

筋膜療法的「風格」很多元，基本上都不出這九大類，分別是：伸展、滾動、振動、姿勢調整、鍛鍊、針灸／指壓、激痛點療法、整骨和生活型態調整。

接下來，著重在自我療癒的章節中，我會向你介紹多種自助的筋膜療法，有的需要搭配一些器具（都不貴），有的完全不需要用到任何器具。之後，我會再告訴你專業人士能提供你哪些強大的協助。

不論你打算用哪一種方式處理筋膜問題，最重要的是：起身行動！

以下是搜尋治療筋膜的方法時，一定會看到的選項：

- 滾動放鬆法（Rolling）
- 動態（主動）伸展（Dynamic〔Active〕Stretching〕和靜態伸展（Static Stretching）
- 約翰・F. 班尼斯肌筋膜放鬆法（John F. Barnes Myofascial Release Approach）
- 伸展必勝（Stretch to Win）
- 羅夫結構整合療法（Rolfing／Structured Integration）
- MELT 療法（The Melt Method，蘇・希茲曼所創）
- 筋膜健身（Fascial Fitness）
- 肌筋膜激痛點療法（Myofascial Trigger Point Therapy／Janet G. Travell method）
- 內臟筋膜鬆動術（Visceral Manipulation）
- 筋膜操作治療術（Fascial Manipulation／Stecco method）
- 主動放鬆技術（Active Release Technique, ART）
- 葛雷斯頓技術（Graston Technique）
- 費登奎斯（Feldenkrais）
- 健士舒活按摩棒（The Stick）
- 禪柔（Gyrotonic）
- 亞歷山大技巧（Alexander technique）
- 瑜伽（Yoga）
- 皮拉提斯（Pilates）
- 太極（Tai Chi）

- 按摩（Massage）
- 針灸／指壓（Acupuncture／Acupressure）
- 振動按摩法（Vibration）
- 激痛點注射（Trigger Point Injections）
- 補水法／解渴法（Hydration／Quench）

不論你打算用哪一種方式，你為放鬆筋膜採取的每一個行動，不管是大、是小，都會使你的身體更健康、強壯和更靈活，而這些振奮人心的成果都要從起身行動開始！

## 給運動員的叮嚀

就多數情況來看，運動員處理筋膜卡卡或損傷的方法跟一般人沒什麼不同，不過，有一點「非常不同」：他們追求的不僅僅是舒服自在，而是最佳狀態。也就是說，絕大多數的運動員追求的都是精益求精，因為即便是最微小的進步，都可能成為他們在競賽中拔得頭籌的關鍵。

如果這就是你所追求的目標，那麼你絕對想要你的訓練團隊裡有幾位筋膜專家。他們能運用各種方法，幫你把筋膜調整到最佳狀態，身體的活動幅度增加，同時降低受傷的風險。另外，改善胸腔筋膜的緊繃狀態，還能提升深呼吸的能力，使血液獲得更多氧氣。我強烈推薦你研讀羅伯特・施萊普博士編撰的《筋膜運動學》（*Fascia in Sport and Movement*）一書，裡頭深入介紹了適合運動員的筋膜療法。

# CHAPTER 4
# 利用伸展，鬆開筋膜

● ● ● ● ● ● ● ● ●

　　貓、狗和人類早上醒來的第一件事，都喜歡伸個懶腰。伸懶腰讓人覺得很舒服，因為睡了一整夜後，筋膜會變硬、變緊和變黏，而這個動作可以滋潤並鬆開筋膜（睡醒時打個哈欠，也是替臉部和頸部筋膜補水的好方法）。

　　話雖如此，筋膜需要更多的活動，光是這樣伸懶腰無法滿足它的需求。筋膜要保持流動性，不產生結節和變得卡卡，需要每天伸展活動「身體的每一個部位」，從頭到腳。

　　對有慢性疼痛的人而言，每天伸展尤其重要。我知道疼痛來襲時，人往往能不動就不動，這個本能不太容易克服。可是，天天用對的方式伸展，是可以舒緩疼痛的，而且舒緩的幅度通常很大，同時對止痛藥的需求常常能因此降低。下列這些研究發現伸展確實能減緩疼痛：

- 一項研究針對患有足底筋膜炎，且正處於急性疼痛期的病人為受試者。研究人員隨機將 102 名受試者分為兩組，進行為期八週的實驗；一組一天伸展三次，另一組則採取傳統的處置方式「震波療法」（shockwave therapy）。實驗終了，研究人員發現，伸展組之中，65% 的人表示自己非常滿意實驗結束後帶來的成果，但震波組卻只有 29% 的人對實驗後的成果感到滿意。[1]

- 在另一項為期四週的實驗中，研究人員召募了 96 名有中度到重度頸部疼痛問題的上班族當受試者。研究開始時，所有的受試者都拿到了一本小手冊，上頭介紹了人體工學，以及正確的辦公姿勢。之後，研究人員只教其中一半的人伸展肩、頸的方法，並請他們一天伸展兩次，一週伸展五天。實驗結束後，相較於那些只拿到小手冊的對照組，伸展組的疼痛、頸部功能和生活品質都顯著獲得改善。不僅如此，伸展組中，每週至少有做三天伸展運動的人，其頸部功能和生活品質的改善幅度，甚至比不及這個伸展頻率的人更好。[2]

- 其他幾項研究則分別顯示，伸展可以降低大腿後側肌群受傷者的疼痛程度、提升肩痛者的肩部功能、改善有肌肉骨骼症狀女性的活動幅度、緩解疼痛，以及大幅降低下背痛和失能的風險。[3]

因此，在緩解疼痛這方面，伸展就像是顆萬靈丹，更棒的是，伸展還具備預防疼痛的能力，因為它能幫助筋膜保持在巔峰狀態，使你從一開始就免受疼痛折磨。只要你常常伸展，而且用對的方式伸展，就能獲得這些好處。

## 正確伸展方式

有兩種伸展方式能幫助你展延和滋潤筋膜：動態伸展（也稱「主動伸展」）和靜態伸展。

動態伸展是，你在可做到的活動幅度內，充分活動身體，但在每個伸展動作結束時，不會停頓在最終姿勢拉伸個好幾秒。手臂畫圓、擺腿、扭腰和踢臀跑等動作，都是主動伸展。靜態伸展時，例如傳統的大腿後側肌群伸展，則會停頓在最終姿勢一段時間，通常是 20 到 90 秒。

不論是哪一種伸展，目標都是讓身體在可活動的幅度內充分活動。伸展時，拉伸的部位會有些許不舒服的感覺，但請不要超過那個臨界點。隨著時間推進，伸展時那不舒服的臨界點會更深入。

在本章，我會與你分享我最喜歡的幾種伸展動作，它們對放鬆和滋潤筋膜很有幫助（在第 5 章，你會看到其他針對改善體態設計的伸展和鍛鍊動作）。我建議你天天伸展，尤其是已經感覺緊繃的部位。

彈振式伸展（ballistic stretching）的風險：彈振式伸展會要你伸展到最終姿勢時，繼續以「彈振」的方式突破身體的伸展幅度。彎身用手碰觸腳趾，就是一個最常見的彈振式伸展動作。跟前面提到的動態和靜態伸展不一樣，彈振式伸展會強迫你突破自己的安全活動幅度。正因為

這樣，受傷的風險也相當高，所以不建議。

## 伸展的基本原則

安全地伸展，並從中得到最大的好處，請謹守下列原則：

- 雖然一早醒來伸個懶腰的感覺很舒爽，但真正的伸展運動不適合一起床就做。請你起床後，至少給身體一個小時的時間「醒」一下，等稍微活動一番，身體不那麼僵硬了，更適合一些認真的伸展動作。

- 伸展時，一直保持在深呼吸的狀態（稍後有更多說明）。許多人伸展到那個不太舒服的臨界點時，都會不自覺地憋氣——這只會讓你更不舒服！伸展時持續好好呼吸，不但能讓血液獲得氧氣，還可以提升血液循環，促進毒素排出。

- 如果你已經感覺某個部位特別緊繃或不舒服，請先伸展那個部位。從那裡下手，或許能連帶改善其他部位的不適感，不過，請不要伸展急性損傷尚未痊癒的部位。值得一提的是，有時候也會發生相反的情況：特別緊繃或不舒服的部位，可能是因為你先伸展了附近的其他部位而獲得改善。請視個人情況，看看哪一種方式最適合你。

- 盡可能朝各個方向伸展，並以不同的方式活動。用你的身體實驗，仔細體會哪些動作對你有幫助、哪些沒有幫助。

- 伸展過後，請休息一下，並補充水分。這樣身體把筋膜的髒水抽出後，才有辦法為它注入清水。

- 留意不對稱之處。舉例來說，伸展時你可能會注意到右側比左側緊。發現這樣的不對稱時，請用加倍的重複次數伸展比較緊的那一側。萬一一段時間之後，這樣的情況依舊不見改善，可能有其他的問題存在，需要尋求專業人士的協助。

- 如果你想把伸展的效益發揮到淋漓盡致，可以搭配冰敷和熱敷同時進行（更多相關資訊請見第 99 頁）。

- 如果把伸展和健身安排在同一個時間，可以在健身前做些動態伸展，這類伸展可以替筋膜和肌肉暖身。不過，請不要在健身前做靜態伸展，研究顯示，這類伸展其實會降低運動表現。[4] 相反的，你可以把靜態伸展安排在「健身後」，因為這個時候肌肉已經熱了，也累了，反而更容易伸展開來。

## 伸展重點 請持續深呼吸！

　　想得到最佳的成效，伸展時，需要全程以深且緩的方式呼吸。如果你不習慣深呼吸，請先養成這個習慣：

- 把雙手的大拇指置於肋骨下緣，其餘四指自然地放在肚子上。放鬆肩部和臉部。

- 用鼻子吸氣，嘴巴吐氣，感覺手掌下方的起伏。

- 吸氣的時候，讓肚子像氣球一般鼓起；吐氣時，則把肚子往脊椎的方向收縮。

- 接下來，把吐氣的時間拉長，讓吐氣的時間大於吸氣的時間，這樣做能讓你更加放鬆。

- 有時候可以用比較快的速度，呼吸個一、兩分鐘（這有助提升力量）。

　　伸展時，請時時留意你的呼吸方式，久而久之就會將這樣的深呼吸變成習慣。

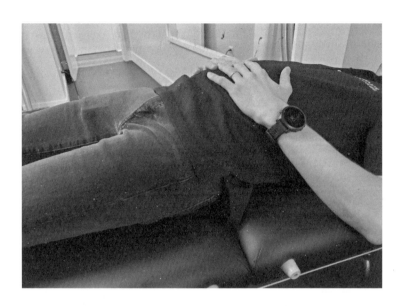

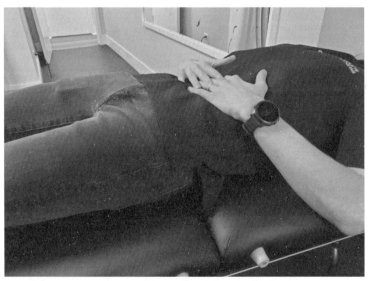

呼吸時，肚子的擴張和收縮狀態

## 伸展帶給你的好處

　　伸展是個很容易融入生活的習慣，因為在任何地點、任何時間，在家、在辦公桌前、午休時間，都可以伸展身體。你也可以在伸展的時候同時做其他的事情，像是看電影、聽音樂或講電話（我都在搭電梯的時候伸展，因為我住在高樓層）。只要能夠每天花個幾分鐘伸展筋膜，好處就會隨之而來：

- 提升肢體的靈活度和活動幅度
- 疼痛減輕
- 對稱性改善
- 運動表現更好
- 受傷風險降低
- 活力增加
- 循環變好
- 壓力減少
- 動作更靈活
- 平衡感改善
- 睡得更好

　　總而言之，伸展雖然很簡單，但卻是肌筋膜系統的特效藥。這也是為什麼我們總在世界各地的文化中，看到人們不約而同地發展出各種伸展筋膜的活動，從太極，到騷莎舞，再到趣味遊戲「扭扭樂」皆然。讓

天天伸展成為生活的一部分，你一定會對它帶來的身、心好處感到驚喜。

## 伸展時搭配冰敷和熱敷

　　許多人在伸展的時候會搭配冰敷和熱敷，以獲得更好的效益。在筋膜受損的情況下，許多人會以此修復筋膜。脊骨神經醫師莎賓娜・阿特金斯（Sabrina Atkins）說：「不論是冰敷或熱敷，我都秉持一個原則，每次不超過 10 分鐘。限制冰敷的時間是因為我想要保持血液的良好循環，限制熱敷的時間則是因為可能會延緩損傷癒合的速度。我想要稍微鎮靜一下這些組織，但不想要影響這些組織的癒合能力。不過，大多數時候我都不會靠冰敷和熱敷來輔助筋膜修復，而是更專注在動作和感受上，來提升傷處的血流量和修復力。」

　　想知道搭配冰敷或熱敷能不能帶來最佳效益，我建議你親身試試看。以 10 分鐘為限，分別體會搭配冰敷或熱敷後的幫助，你就可以自行決定，要不要讓它們成為你短期或長期伸展的搭檔。

## 布藍特・安德森博士：
## 「筋膜就是一切。」

布藍特・安德森博士是世界頂尖皮拉提斯教育機構 Polestar Pilates 的共同創辦人，既是合格的物理治療師，也是通過認證的整骨專家，行醫 20 餘年。

### ▶ 皮拉提斯如何影響筋膜？

筋膜的形態和走向會隨著承受的負荷改變，而皮拉提斯正是幫助我們調控這些負荷的絕佳幫手。我設計的皮拉提斯動作，能調整筋膜承受的「負荷和重力」。

舉例來說，剛動完髖關節置換手術、有腹股溝疝氣或有坐骨神經痛的人，都會有種雙腿沉重、舉步維艱的感覺，這個時候，我會藉由懸吊那條腿，降低它 50% 的負荷。透過這個方式，我可以針對個案的狀態，調整各部位筋膜的負荷量，使他／她持續以合適的負荷量活動身體。

假如我想調整個案某個部位的結構，並希望這個改變能連帶改善個案執行功能性動作的能力，但他／她的筋膜還沒準備好，無法靠自己的力量百分之百承受這些動作造成的重力負荷，那麼我會利用皮拉提斯器材調整筋膜的負荷量和活動方式，教育它：「你應該保持在這樣的狀態。你的目標就是要能夠把動作做到這樣的活動幅度，還有承受這樣的負荷量。」

每次替個案做完療程，我會問：「你感覺怎麼樣？」他們都會給我「噢，我覺得輕鬆多了」、「我覺得舒服多了」、「我覺得不再那麼綁手綁腳了」，或「我覺得身體變得比較暖和、流動更順暢了，也比較有活力」等諸如此類的反饋。他們之所以會有這些感受，是因為一旦骨頭的排列調整到最佳狀態，筋膜系統中的那些彈力鏈就會承受比較少的負荷。

▶ 你跟我一樣，也治療了許多整天坐著的人。坐太久會對筋
  膜造成多大的傷害呢？

我不記得最先這麼說的人是誰，但有人說，筋膜就像是一台3D 列印機。當我們固定一個姿勢不動，筋膜就跟著動作定格。所以如果我們老是坐著，筋膜就會呈現坐姿，使得筋膜的後側鏈失去彈性。

我們請整天都坐著的人，做一些針對臀肌設計的鍛鍊動作時，他們卻只感覺到自己的股四頭肌在動。不管怎樣變換姿勢，都感覺不到臀肌，這就像他們的後側鏈停止運作了。他們的膝蓋會往內傾倒、足弓會向下塌陷，出現扁平足和拇趾外翻等病症。你會發現，這些病症其實都與肌筋膜系統的崩壞有關。所有與站立相關的筋膜鏈都毀了。正因如此，我們才要鼓勵久坐的人一定要多多起身活動，並設法改善不良體態。

▶ 許多有慢性疼痛的人認為，人體療法沒有幫助，因為他們的生理狀況受到太多限制了。不過，就你個人的研究成果來看，它們在這方面其實頗有成效。你能稍微談談這一塊嗎？

我的博士論文是以慢性背痛者為研究對象，探討成功的活動經驗會在他們的心理社會層面產生什麼影響。

我們知道生理限制很難預測出背痛的狀況，譬如活動幅度、肌力、爆發力、核心力量、靈活度、協調性等，這些項目頂多只能反映出背痛者 50% 的生理機能狀況。

我們的研究發現，有下背痛問題的人，會單純因為成功做到皮拉提斯的動作這件事，也就是他們在完成動作的過程中，沒有感到疼痛或恐懼，改變對自身健康的看法，而這個看法與他們能不能愈來愈好有密切的相關性。

## 筋膜、伸展和癌症的關係

伸展的好處包山包海，既能緩解疼痛，又能讓人更加靈活，但罹癌風險竟然也能因為伸展而減少嗎？為了找出這個答案，最近，海琳·朗之萬和她的同事做了一項實驗。

朗之萬和同事讓小鼠以「吊單槓」的方式伸展。他們一手抓著小鼠的尾巴，一手輕輕將牠們的身體抬高，好讓牠們的前爪能握住單槓。他們每天讓伸展組的小鼠伸展個幾分鐘，然後與沒有伸展的對照組比較兩者的差異。

實驗一開始之際，研究人員已經在這兩組小鼠的乳腺組織注射了乳癌細胞；在為期四週的實驗結束後，他們發現，相較對照組，伸展組的腫瘤體積小了 52%。

該研究團隊假設，伸展或許能加速抗癌 T 細胞的運作，所以他們測量了啟動這段免疫反應的分子標記，結果發現伸展可以降低 PD-1 的含量，這個分子是重要的免疫「檢查點」，因為它會妨礙身體對抗癌細胞的能力。研究團隊也測量了 SPMs 的含量，這類分子有緩解發炎的功效。他們發現，伸展組的 SPMs 含量顯著高於對照組。

於是研究人員得到這樣的結論：「伸展是一種溫和、非藥物的介入方式，可以成為治療和預防癌症的一大利器。」

針對這項研究的結果，朗之萬表示：「在抗癌這個部分，發炎就像一把雙面刃。雖然它是所有免疫反應不可或缺的一環，但在範圍和時效上需要恰到好處。我們這項研究發現，伸展既能強化免疫系統攻擊癌細

胞的能力，又能提升緩解發炎的分子標記，這意味著兩者之間潛藏著重大的關聯性。」[5]

雖然這項研究的成果很有趣，但仍是非常初步的研究，所以伸展能否降低某些癌症的風險，目前尚無定論。再者，研究人員也不清楚，若是在確診癌症後才開始伸展，是否還能抑制癌細胞的蔓延（有人擔心，在癌細胞已經存在的情況下，伸展說不定反而會助長癌細胞的「轉移」）。總之，這背後仍有許多與筋膜有關的謎團，等著研究人員一一破解。

不過在此同時，我倒是從同行口中聽到了一些非常振奮人心的臨床經驗。舉例來說，最近我跟亞倫・馬特斯聊天的時候，他跟我分享了兩個令他極為驚艷的臨床案例。馬特斯是筋膜療法的先驅，主動獨立伸展的發明者，也是我的良師益友。

他說，第一個案例是罹患腦癌的女性，她來找他時，腦袋裡有顆葡萄柚大小的腫瘤，正在接受化學治療和放射治療。然而，馬特斯替她做了四次治療後，腦部的掃描影像顯示，那顆腫瘤的體積已經縮小至橡果大小，後來又做兩次治療，那顆腫瘤完全消失了。她的腫瘤科醫師行醫35 年，從來沒有看過長到這麼大的腫瘤，還能發生這樣的轉變。

第二個案例是乳癌第四期的女性，醫師告訴她，她只剩下不到一個月的生命。她找了馬特斯，做了幾回的主動獨立伸展，然後接受血液檢測。「你猜他們發現什麼？」馬特斯問我：「她的癌症完全消失了！而且四年後，她還活得好好的。」

此刻，我們還無法直言肌筋膜療法必將成為抗癌的強大武器，只能靜待時間（還有更多更多的研究成果）告訴我們答案。但照目前的實驗

室研究和臨床實例來看，它帶給我們非常大的希望。

## 有益筋膜的九大伸展動作

這些伸展動作能用短短幾分鐘活絡身體的各個重要部位。假如你哪個部位感覺特別緊繃，伸展該部位時，請提高動作的重複次數。拉伸的部位應該要有些許不舒服的感覺，但千萬不要超過那個臨界點。同時，伸展時請留意呼吸，要持續以緩慢且放鬆的狀態呼吸。

如果有什麼會影響到伸展能力的重大筋膜或醫療問題，或是沒有什麼時間，可以先從每天兩到三種伸展動作做起，集中心力伸展你最不舒服的地方。大肌群是你優先伸展的最佳目標，例如大腿後側肌群。

假如對你而言，伸展是很困難的事，可以先把重複次數設在一到兩次，之後再視狀況慢慢往上調升。隨著狀態愈來愈好，你也能陸續加入新的伸展動作，切記，千萬不要逞強做一些超乎能力的伸展動作。

如果情況許可，請盡量每天完成一輪大部分或所有的伸展動作。一旦你學會了每一種伸展動作，把所有的動作做過一輪，大概只要花上12 到 15 分鐘的時間。

如果要從伸展得到更多的好處，可以在伸展時說一些自我肯定的話。比方說，你可以一邊伸展，一邊對自己說：

- 「我強壯又靈活。」
- 「這些伸展動作能讓我的人生不受疼痛折磨。」
- 「我的筋膜自由又流動。」
- 「我伸展得愈多，就會愈柔軟、愈放鬆。」

## 伸展重點❶ 足底筋膜伸展

如果醫師已經診斷出你有足底筋膜炎，或足底的筋膜正在發疼（位於腳底，由腳跟延伸至腳趾的粗厚筋膜帶），非常適合一早起床就做這套伸展動作。

不過，就算足底沒有任何問題，還是要天天做。足底是動力鏈的起始點，保持在愈放鬆的狀態愈好。一旦此處受到任何限制，就會在身體的其他部位引發疼痛，所以這套伸展動作是預防這種情況發生的好方法。如果有人問我，推薦無病無痛的人做哪一種伸展動作，我一定會推薦他們伸展足部。

做這套伸展動作時，你需要準備一條瑜伽帶、皮帶或浴袍腰帶。

● 把瑜伽帶、皮帶或浴袍腰帶綁成一個環狀，一端套在你的蹠骨球下方（譯註：即腳趾根部隆起處），另一端則用手抓著。先將腳趾朝下，然後再朝頭部的方向拉起。每回重複上述動作 20 次，一天做 10 到 12 回。

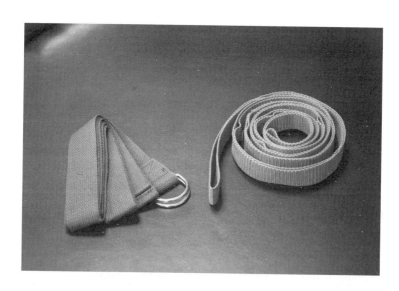

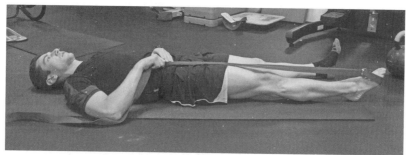

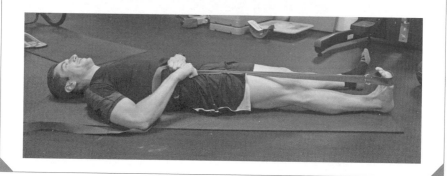

## 伸展重點❷ 側下背部伸展

　　這個動作可以矯正背部肌群力量失衡的狀況，進而達到矯正效果，或預防筋膜卡卡的狀態。

● 站著，雙腳與肩同寬。右手中指平貼右側大腿，然後收縮右側下背部的肌肉，使身體向右彎，中指順著腿往下滑動。請注意，彎身時，你的身體不可往前或往後扭轉（如果褲子側邊有車線，手請順著車線處往下滑）。重複 8 到 10 次，然後換邊，整套動作再做一輪。

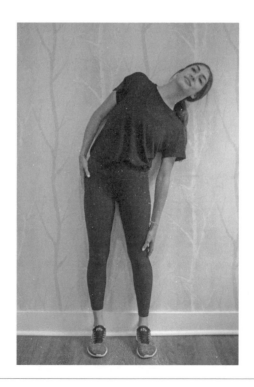

## 伸展重點❸　瑜伽眼鏡蛇式

　　這個經典的瑜伽動作能鬆開身體前側的筋膜，還有對良好體態和步態相當重要的肌肉——腰肌（psoas，等一下會更詳細介紹）。久坐者一定要做這套伸展動作。

● 起始姿勢為趴姿，腹部平貼地面，雙腿向後伸直，下巴輕觸地面。屈肘，雙掌平貼地面，雙臂盡可能貼近身側。深吸一口氣，吐氣時，雙掌往地面推，骨盆往地面沉，順勢用背部的肌肉提起上半身。維持這個姿勢 10 秒，然後上半身慢慢降回地面。重複 8 到 10 次。

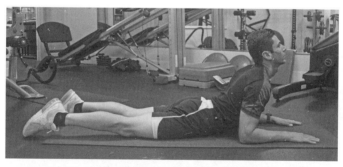

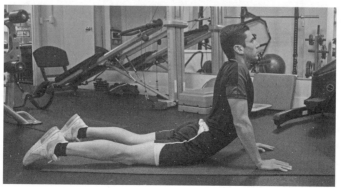

## 伸展重點❹ 腰肌伸展三部曲

腰肌能屈曲髖部,幫助穩定和支撐下背部。在穩定的直立行走這件事上,這些肌肉扮演著不可或缺的角色。伸展腰肌能改善骨架的排列狀態,並避免背部和髖部的筋膜卡住。

這套伸展有三階段:

● 第一階段──請仰躺在床上,小腿懸吊在床緣。抬起右腿,屈膝,雙手環抱在膝蓋下方。左腿伸直,往下拉伸,你會感覺伸展到髖部前側。左膝一定要打直,左腳不可著地。維持這個姿勢30 到 90 秒。回歸起始姿勢,依照上述步驟拉伸另一條腿。兩腿各重複 3 到 4 次。

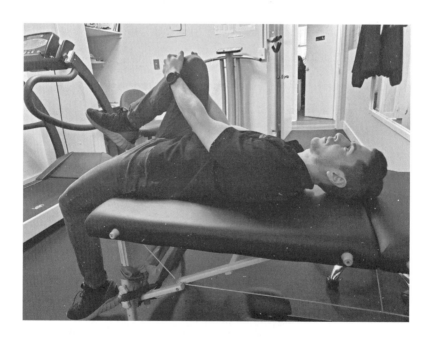

● 第二階段──繼續躺在床上。右腳維持垂在床緣的姿勢，左膝往頭的方向抬起，雙手托住左大腿後側。先把左腳的腳趾指往頭的反方向，接著再指往頭的方向，藉著將左側髖部往下推的動作，盡可能把左腳腳跟推離身體（為了幫助你理解髖部下推的動作，做這個動作時，可以想像腰線往左側下沉）。維持這個姿勢 30到 90 秒。兩腿各重複 3 到 4 次。

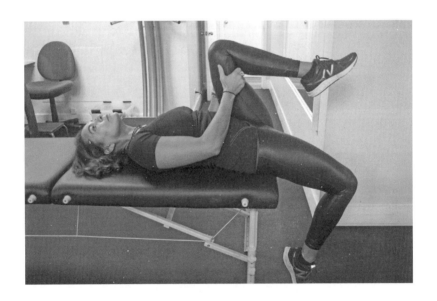

● 第三階段──右膝跪地，左腿則屈膝置於身體前方，左腳需平貼地面。接著右手朝天花板的方向舉到底，身體往左側彎到底。每次伸展約 20 秒，重複 4 到 5 次，然後換邊，整套動作再做一輪。

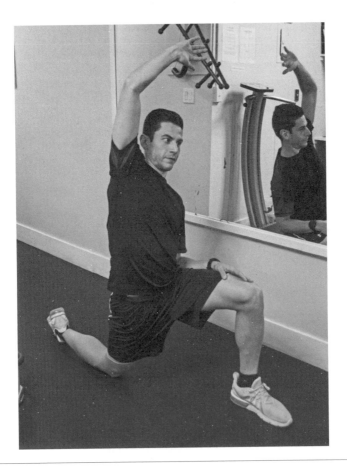

## 伸展重點⑤ 三方位頸部伸展

　　這套伸展動作會從三個方位放鬆頸部肌肉：前方、側方和後方。

● 用頸部肌肉把頭往右側傾。接著，把右手放在頭上，進一步往右側拉伸。持續這樣的姿勢幾秒鐘，然後頭擺正。重複上述動作 10 次，然後換邊，整套動作再做一輪。

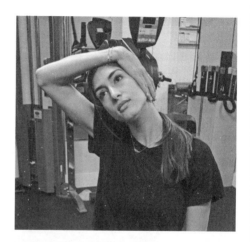

● 頭向右轉 45 度，並微微向後傾。接著，右手放在頭上，輕輕地往後側拉伸。拉伸頭部時，身體一定要保持不動，才會伸展到頸部的肌肉。整個伸展過程中，只有頭部會隨著手部的動作移動。重複上述動作 10 次，然後換邊，整套動作再做一輪。

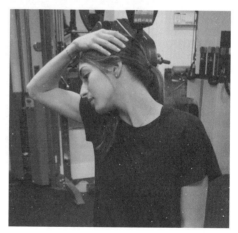

　　現在，頭保持在同樣的右轉 45 度角，但這次請利用頸部的肌肉讓它微微向前傾。接著，右手放在頭上，輕輕地進一步往前側拉伸，讓右耳朝右腋的方向貼近。再次提醒，拉伸頭部時，身體一定要保持不動。整個伸展過程中，你會感覺到顱骨的底端，隨著手部的動作往肩胛骨的方向拉伸。重複上動作 10 次，然後換左邊，整套動作再做一輪。

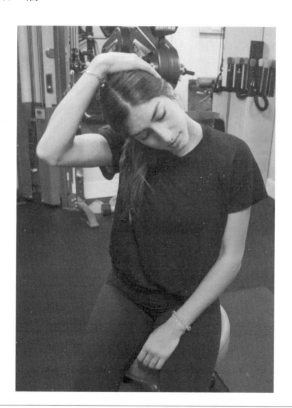

## 伸展動作❻ 瑜伽貓牛式

這套伸展動作對背部和核心筋膜非常有幫助。

● 一開始呈跪姿，雙掌撐地，背部打直。深吸一口氣，提起腹部肌群，骨盆肌群向內收緊，鼻子順勢往骨盆的方向收攏，讓背部呈現「倒 U」形。接著，吐氣時，腹部肌群下沉，臀部抬起，頭部順勢往臀部的方向抬升，讓脊椎呈現「正 U」形。整個伸展的過程中，雙臂都必須保持穩定、打直，這樣身體才不會前、後晃動。

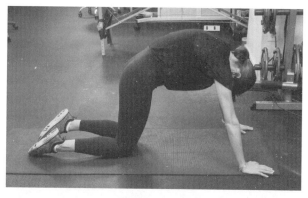

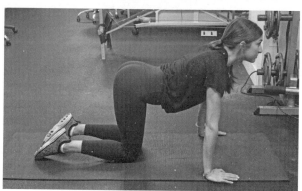

> **TIPS**
>
> 如果你發現這套伸展動作很難，可以做「一半」就好。也就是說，可以只做第一部或第二部的動作，不用兩個動作都做，做完之後直接回歸起始姿勢。

## 伸展動作❼ 髖部伸展五部曲

這套髖部伸展五部曲動作能夠鍛鍊到髖部的筋膜，兩腿各需重複動作 5 次。做這些伸展動作的時候，脊椎一定要打直，所有的動作都應該從髖部開始。

- 仰躺於地面。把瑜伽帶或皮帶綁成一個環狀，一端套在右腳蹠骨球的下方，另一端則用雙手抓著。現在，右腿直直抬起，抬到最高處時，把瑜伽帶輕輕往身體的方向拉。重複上述動作 5 次，然後換邊，整套動作再做一輪。

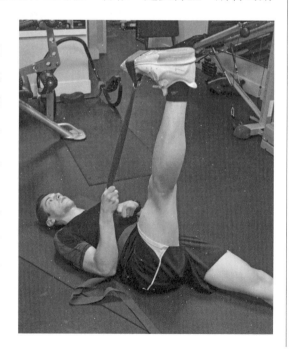

● 綁成環狀的瑜伽帶或皮帶，同樣要一端套在右腳前側，一端用手抓著。這一次，把右腿朝左肩的方向抬起，等抬到最高點後，再用單手或雙手拉著瑜伽帶，輕輕往左肩的方向拉。重複上述動作5次，然後換邊，整套動作再做一輪。

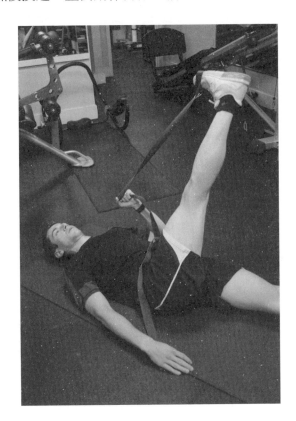

● 左手抓著瑜伽帶，把右腳往身體左側 45 度的方向抬起。同樣的，抬到最高處時，再把瑜伽帶輕輕往 45 度的方向拉。重複上述動作 5 次，然後換邊，整套動作再做一輪。

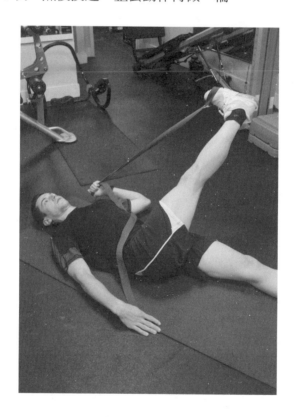

● 用左手抓著瑜伽帶，右腳往上直直抬起，然後左臂往左側伸，順勢將右腿往身體的左側拉。同樣的，右腿拉到底的時候，再往左側的方向輕輕拉動瑜伽帶。重複上述動作 5 次，然後換邊，整套動作再做一輪。

● 不需要用到瑜伽帶。請仰躺地面，右腿屈膝。現在把右膝往左肩的方向移動，然後雙手環抱右膝，輕輕往左肩的方向拉。重複上述動作 5 次，然後換邊，整套動作再做一輪。

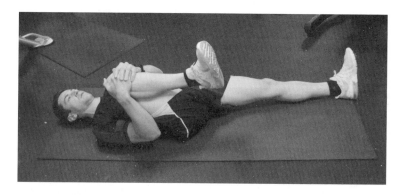

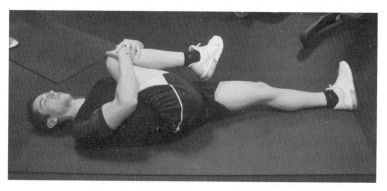

## 伸展動作 ❽　抬頭挺胸坐姿伸展

　　坐著的時候，頭通常會不自覺地往前傾。如果你常常坐著，筋膜就會隨著這個習性，漸漸變成那樣的形態。

　　這個伸展動作不僅能伸展筋膜，重塑它的形態，還可以強化頸部後側的肌肉，避免頭部前傾，很適合坐在電腦前面做。做完之後，若要繼續工作，請盡可能保持相同的坐姿。

● 請坐著，背部不要靠著椅背，屁股盡可能往前坐，這個姿勢可以讓骨盆往前伸展。雙腳平貼地面，雙膝成 90 度角，兩膝之間的距離應該與髖部等寬，不要寬於髖部。雙手放鬆，置於大腿上方。

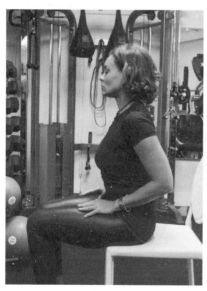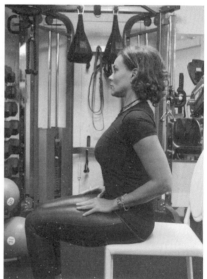

　　腹部肌群出力，盡可能抬頭挺胸地坐著，別忘了呼吸！（善用你在第 96 頁學到的腹式呼吸）。

　　起始動作準備就緒後，就可以接著做以下兩階段的伸展：

● 第一階段——頭順著脊椎向後滑動，動作一定要輕柔。頭部向後滑動的過程，你的胸部也會漸漸挺起，這是件好事。第一階段伸展動作的目標，就是要讓頭滑動到身體後側。

● 第二階段——頭部順著脊椎滑動到身後側的位置後，用收縮後頸肌肉的力量，頭往上傾斜 10 到 15 度（看向天空）。保持這樣的姿勢 15 到 20 秒，重複 10 次。

## 伸展動作❾ 門口伸展操

　　這個動作會伸展到胸部和肩部的肌肉和筋膜，有助於強化和維持核心的力量。

- 站在門口，雙手舉起，分別置於門框兩側，雙臂高度請高於肩部，若無法，就舉到你能自在舉起的高度即可。往後跨一步（約 15 公分），可降低這個動作對胸部和上背部帶來的壓力。

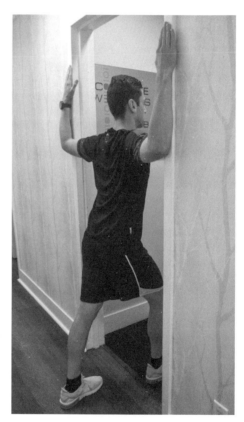

- 雙腳與肩同寬，利用腹肌，保持抬頭挺胸的體態。現在深吸一口氣，吐氣時，身體略往前平推，雙手抵住門框，骨盆不要前傾。你可以把這個動作想像成站立版的棒式。

- 自然呼吸，保持在這個姿勢 20 秒。之後可視個人狀況，逐步將伸展的時間拉長到 60 秒。

　　做完門口伸展操後，你會感覺到胸口打開了。

## 伸展帶來的變化

如果你跟大部分的人一樣，做完第一天的伸展後，感覺到自己哪裡不一樣了，或許比較平衡，雙腳比較輕盈，甚至是變高了一些，你的肢體比較輕鬆自在，或許還覺得有點快樂，這是附加的好處，因為伸展會促進大腦釋放多巴胺，它是一種會令人感到愉快的神經傳導物質。

持之以恆的伸展，你就會持續不斷看到各種轉變。在你慢慢伸展之際，那些因為緊繃和卡卡而感到疼痛的部位，也會漸漸鬆開來。你會變得比較靈活、平衡感更好，如果你熱愛運動，表現勢必會更加出色。你會擁有更多的活力、更好的整體感受，就連睡眠品質也會有所改善。

所以，從現在開始，請你養成天天伸展的好習慣，你的筋膜一定會非常感激你！

## CHAPTER 5

# 抬頭挺胸，找回筋膜的最佳姿態

　　下次在公眾場合，請好好觀察一下周遭的人，看看有多少人聳著肩、頭過度的往前傾（我們把這種體態暱稱為「烏龜頸」）？或是用奇怪的方式走路或站著？同時，也請你看看，有多少人用優美的體態坐著、站著和走路？

　　猜猜看，在這兩類人當中，哪一群人擁有放鬆、健康的筋膜？沒錯，就是體態優美的那一群人。

　　筋膜療法的知名開路先驅愛達・羅夫（Ida Rolf）曾說過：「筋膜是負責體態的器官。」如果你一直認為，能筆直站立是肌肉和骨頭的功勞，想必會對這番言論感到意外。當然，肌肉和骨頭都是構成體態的成員，但正如我們在第 1 章所說的，沒有筋膜，沒有它提供的張力整合，人就只是一堆不成形的白骨和血肉。

　　因此，說到體態時，請不要只顧到肌肉和骨頭，更要好好關照筋膜。只要筋膜水潤又放鬆，你就能站得又高又挺；如果筋膜乾硬又緊

繃,你就無法擁有良好身形。

##  體態、筋膜、情緒與各種身心狀態的關聯

就如同健康的筋膜造就良好的體態,良好的體態也會造就健康的筋膜。筋膜和體態之間的連結是一條雙向道。如果你有良好的體態,就能用正確的方式坐著、站著和活動,而這可以有效防堵筋膜糾結和結節的情況發生,確保筋膜能自在滑動。相反的,如果你的體態不佳,你坐著、站著或活動的方式,就會壓迫或過度伸展筋膜,使筋膜變形、僵化。

不僅如此,你平常的站姿、坐姿和步態,還會對生活的其他面向造成影響,例如情緒、能量和壓力狀態。隨著時間的累積,不良的體態會漸漸在你體內發展出一股「不良的心態」。

此刻你就可以親自體驗看看:先抬頭挺胸地站著,再垂頭駝背地站著。感覺到了嗎?你的情緒是不是立刻隨著站姿產生波動,從自信、快樂,轉變成消極、侷促?

研究證實,體態的確會影響情緒。在一項研究中,心理學家發現,駝背走路會降低受試者的活力,增加他們萌生負面情緒的頻率,例如悲傷、寂寞、孤立和困倦等。

那些駝背走路的受試者表示,他們會有一種「行屍走肉」或「只想坐著」的感覺。相對的,當他們抬頭挺胸,雙手隨步伐擺動而行走時,就會覺得自己比較有活力,更容易感受到正面情緒,例如幸福感。[1]

良好的體態也能讓呼吸比較順暢。在一項研究中,研究人員召募了15 名年輕男性為受試者,測量他們在不同體態下的呼吸狀態。首先,

研究人員先測量這些男性抬頭挺胸坐著的呼吸狀態，接著測量他們低頭駝背坐著的呼吸狀態（如果你整天都在滑手機，就會呈現這種體態）。結果顯示：這些男性的呼吸狀態，會因為低頭駝背的坐姿立刻大幅變差。

接下來，研究人員又請這些受試者把頭轉向某一側，然後脖子朝另一側彎曲，呈現類似斜頸症（torticollis）的姿勢。這樣的姿勢與頸部肌肉痙攣息息相關，而這些受試者的呼吸狀態也立刻受到影響，再次變差。[2]

還有一項研究，研究人員請受試者分別以彎腰駝背和抬頭挺胸這兩種不同的坐姿，從事兩項令人有點緊張的活動（演講和倒數數字）。

研究人員說：「相較於彎腰駝背者，抬頭挺胸者感受到更多的自信和幹勁，情緒狀態也比較好，比較不會感到恐懼。」

另外，這項研究指出：「彎腰駝背者在演講時，比較常用『我』的第一人稱論述事情，言談中夾雜比較多負面情緒字眼，以及多愁善感的詞彙，比較少用積極正面的措辭和群體的概念表達想法。」

綜合上述，研究人員得出了這樣的評論：「抬頭挺胸的坐姿或許是一套簡單的行為策略，能幫助我們強化抗壓性。」[3]

## 了解自己的體態

創造和維持良好的體態，是放鬆筋膜的最佳方法。在這一章，我會分享一些簡單的活動，幫助你養成良好的體態。然而，在此之前，我希望你先了解一下自己此刻的體態，很好？不太好？因此，請你完成以下兩則自我評估，迅速掌握自己的狀況。

## 站姿體態自我評估

第一則自我評估：你需要一面全身鏡。站在全身鏡前，閉上雙眼，輕輕甩去全身各處的緊繃感：雙臂、雙腿、雙肩、髖部和頭部（不要猛力拉伸或晃動頸部）。你甚至可以隨意跳個幾下，但是要注意平衡，不要跌倒了。當你睜開雙眼時，請盡可能保持當下的姿勢，不要刻意調整。我們要你看見真正的你，看見你在日常生活中的真實站姿。

現在請你按照以下重點，由下至上，逐一檢視自己的站姿：

- 你的雙腳是齊頭並列嗎？還是有一腳站得比較前面？
- 你的重心是偏腳跟或腳尖？還是你的重心居中，全身重量均勻分布在整個腳掌上？
- 你的重心比較偏右腳或左腳嗎？還是沒有偏向任何一側？
- 你的一腳腳尖是不是比另一腳腳尖更朝外或更朝內？
- 你的一腿比另一腿更朝外嗎？
- 你的膝蓋是朝內、朝外，還是朝向前方？
- 你有內八嗎？
- 你的腳踝對稱嗎？
- 你有 O 型腿嗎？
- 你的軀幹是傾斜或扭曲了？（如果你需要一些輔助來觀察這一點，可以把手放在兩側的髖骨上，看看雙手的位置是呈現等高，還是一手比另一手高。）

- 你的肩膀有哪一側比較高嗎？
- 你的頭是正的還是歪的？

評估時，也可以請別人從正面和側面拍下你平常的站姿，然後再按照上述要點，透過照片分析你的站姿。

## 坐姿體態自我評估

第二則自我評估：請你坐下，然後一動也不動地坐在椅子上。現在仔細看看你自己，你注意到什麼？

- 你的雙腳怎麼放？
- 你的雙腿怎麼擺？
- 你的兩側髖骨是對稱的嗎？
- 你的兩側坐骨都穩穩地坐在椅子上嗎？
- 你的胸腔在正中央，還是往前、向後側突出，或是往某一側傾斜？
- 你的肩膀有哪一側比較高嗎？
- 你的頭有往哪一側歪，或是從胸腔中心向前或向後傾斜嗎？
- 你的臉有緊繃的感覺嗎？
- 你的呼吸狀態如何？胸部凹進去？呼吸深或淺？快或慢？
- 呼吸時，你覺得氣流是往體內的哪個部位流動？
- 你可以用此刻的坐姿深呼吸嗎？

完成這些自我評估後，你一定會發現自己的體態多多少少有一些問題，例如，站的時候雙肩的高度不太一樣，或是有一點「烏龜頸」。不管你發現自己有多少問題，不要沮喪！首先，在這個科技時代，這些問題其實非常普遍；其次，這些問題都可以透過簡單的體態練習矯正。接下來，就是練習的方法。

## 每天的體態正位練習

這個段落的正位練習，可以給你完美的體態，並鬆開各處筋膜的「糾結」。為了追求最佳的效果，我建議你每天都要練習。

如果時間有限，請一定要記住，「貼牆練習」可以帶來最持久的變化。因為這項練習不只會強化肌肉，還會重新教育大腦，讓它知道「你平常應該呈現怎樣的體態」，在練習的過程中，你會立刻感受到自己哪些部位特別緊繃或排列不正。隨著一天又一天地導正，你的筋膜會愈來愈輕鬆自在。

因此，請把「貼牆練習」列為每日必做的正位練習。假如時間許可，或者有嚴重的體態問題，或是你想盡可能把體態調整到最佳的狀態，就再多做些其他正位練習。

想要從這些日常練習中得到最棒的效果，你可以一邊練習，一邊反覆對自己說自我肯定的話，在兩者之間建立連結（詳見第 7 章）。舉例來說，你可以在練習時，對自己默念或大聲說出任何一句：

- 「我感覺能量在全身流動。」
- 「我身形筆直，又強壯、靈活。」
- 「我覺得身體正在舒展、歸位，而且充滿力量。」

## 貼牆練習

這項練習會把你的神經和肌肉重新調整到正常的狀態，強化脊椎周邊的肌群，讓它們幫助筋膜支撐筆直的體態；鍛鍊腹部的肌群，讓它們與筋膜一起做出正確的姿勢；強化頸部後側的肌群，讓你以更好的狀態抬起頭來。

做這項貼牆練習時，你需要一面沒陳列任何相片或擺飾的乾淨牆面。背對著牆面站著，雙腳平行、與肩同寬；接著，把腳跟後側、臀部，還有肩膀都往後靠向牆面。如果肩膀碰不到牆面，也請朝這個目標慢慢努力。

如果你可以把肩膀靠向牆面，請把腦勺也一併靠向牆面。頭靠牆面時，請不要仰頭。頭保持水平，目光直視前方。萬一頭碰不到牆面也沒關係，千萬不要硬把頭靠向牆面。

如果你的頭可以輕鬆地貼向牆面，就練習進階版的貼牆；感覺很吃力，就做初階版。另外，在練習初階版的貼牆時，請持續以輕緩、平穩的力量，把頭往牆面移動。只要你日復一日地練習，有一天，你的頭一定會碰到牆面。要是腳跟和臀部無法同時碰到牆面，可以把腳跟往前移一些，與牆面保持 2 至 5 公分的距離。

● 初階版：保持這個貼牆站立的姿勢，雙手放在肚臍下方。深吸一口氣，讓肚子像氣球一樣膨脹，貼合雙手；吐氣時，把腹部往牆面的方向收，雙手隨著肚子的方向移動。用鼻子吸氣，嘴巴吐氣，可釋放緊繃感。請記住，頭要保持靠牆，或盡可能貼近牆面

的狀態。先從 10 個呼吸做起，如果你能保持這個姿勢輕鬆做 10
個呼吸，就拉長到 20 個呼吸。如果 20 個呼吸也能輕鬆完成，就
挑戰進階版。

● **進階版**：一切步驟都與初階版相同，只是多加了一個把頭推往牆
面的動作。把頭推往牆面時，軀幹不可移動，這個動作可以活動
到頸部後側的肌肉。

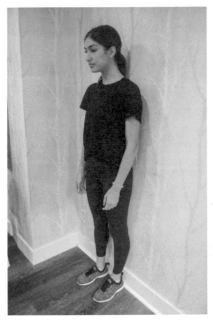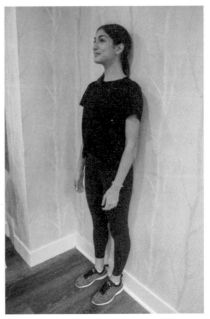

## 超人式

　　這項練習會強化下背部和上背部的肌群，讓它們與筋膜一起打造良好的體態；此外，也會強化頸部後側的肌群，讓你能更輕鬆地抬起頭。

● 趴在地上（也可以在床上練習，但穩固的地板更適合，所以除非趴在地上會不舒服，否則我建議你在地上練習）。下巴置於地面，盡可能往前延伸。雙臂與軀幹呈 T 形，屈肘，雙手指向耳朵。雙腿保持平行，雙腳與肩同寬。以這個姿勢，深吸一口氣，然後，吐氣，抬起頭、雙腿和雙臂，兩側的肩胛骨朝身體的中線相互併攏。

● 保持這個姿勢，靜止不動，持續正常的呼吸。這個時候，你會感覺到背部的肌肉正在出力，努力維持在這個姿勢。

● 先從保持這個姿勢 10 秒做起。等你愈來愈強壯，再逐步拉長到 20、30 或 40 秒，以此類推。保持這個姿勢 60 秒，是這項練習的終極目標。如果超人式讓你感到很吃力，請慢慢來。理想狀態下，請你每天做 3 到 4 次的 60 秒超人式。

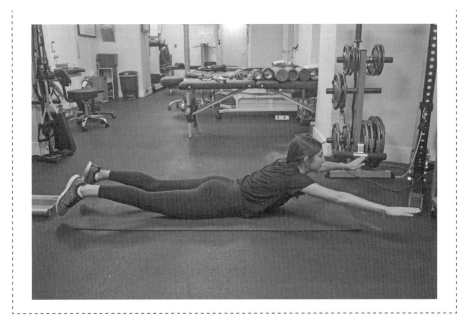

## 肘撐棒式

　　這項練習會強化你的核心和背部肌群，讓它們與筋膜一起促成良好的體態，還會提升全身肌群的整體狀態，讓你更輕鬆地站得抬頭挺胸。

● 一開始，四肢著地，接著把手肘往下沉，前臂和手掌平貼於地面，與軀幹呈一直線。剛開始練習時，或許要採跪姿，但等你愈來愈強壯後，就可以把膝蓋打直，將身體的重量置於前腳掌。

● 先從保持這個姿勢 20 秒做起，之後再逐步拉長到 60 秒。這項練習每天只需要做一次。

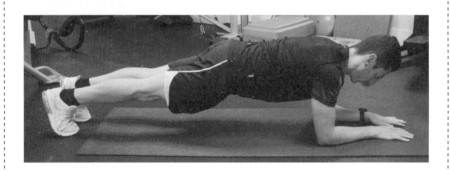

　　做完肘撐棒式後，你一定會覺得鍛鍊到核心、腹部和背部肌群了。如果你覺得頸部或下顎緊緊的，請花點時間放鬆那些部位的肌肉。

### TIPS

做這項練習時，腹部肌群一定要向內收，不要讓腰臀處往地面沉。

## 肘式仰臥撐體

　　這項練習能打開胸、強化中背部的力量，並且把頭往胸部後側的方向帶（如果需要矯正頭部前傾和彎腰駝背的體態，這項練習特別有用）。

　　仰躺於地面，雙腿伸直。雙臂平貼地面，屈肘，雙手指向天花板。確認重心沒有偏向哪一側，身體沒有向左或向右傾斜。以這個姿勢，深吸一口氣，然後藉由把頭和手肘壓向地面的力量，順勢把胸部往天花板的方向抬起。此時，你的臀部、雙腳和頭應該貼於地面。

● 初階版：剛開始從 20 秒做起，之後視力量增長，漸漸拉長到 60
　 秒。

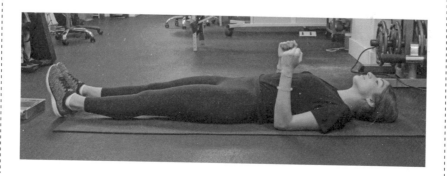

● 進階版：雙臂舉向空中，只靠後腦勺和薦骨保持上身的平衡。

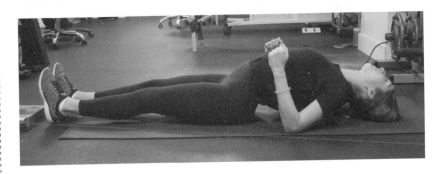

　　做完肘式仰臥撐體後，你會感覺胸口大開，也會覺得鍛鍊到上背部。

## 精進體態的負重鍛鍊

如果想要讓體態更上一層樓，我大力推薦你，在日常的正位練習中，加入一些需要搭配重量或彈力帶的負重鍛鍊。這裡介紹兩種很棒的負重鍛鍊，分別是俯身屈體單手划船和站姿開肩鍛鍊，你可以自由選擇要使用啞鈴或彈力帶來練習。

如果使用啞鈴，請慎選啞鈴的重量，能讓你至少重複這些動作 8 次，但又無法超過 15 次的重量，最合適。所有動作都必須以緩慢且平順的步調完成。如果使用彈力帶，一開始請選擇阻力最小、彈性最好的彈力帶，之後再逐步改用阻力比較大的彈力帶（各項練習解說的最後，說明了使用彈力帶的方式）。

以下這兩種鍛鍊，每週做 2 到 3 次。

## 俯身屈體單手划船

　　這項鍛鍊能夠強化肩胛骨和脊椎之間的肌肉，讓它們協助筋膜打造良好的體態，還能有效改善頭部前傾和彎腰駝背的體態。

　　做這項鍛鍊時，為了保持軀幹的穩定性，請把你非鍛鍊側的手放在板凳或椅子上，鍛鍊側的手則握著啞鈴，垂直向下。你的脊椎應該呈現自然延展的狀態。深吸一口氣，吐氣時，把肩胛骨往身體中線的方向收回，屈肘，使手肘隨著收肩胛骨的動作指向天花板。盡可能把啞鈴舉高，讓手來到腋窩的高度。整個收肩胛骨、提臂的過程中，手腕都要打直，與前臂呈現一直線。

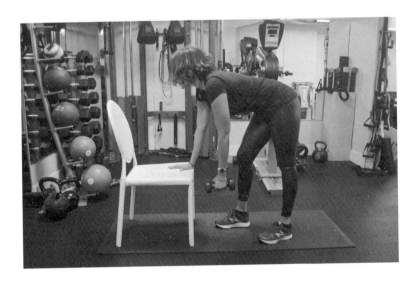

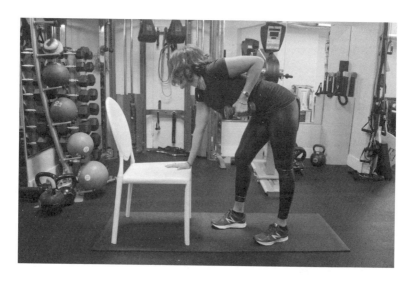

- **重複次數**：左、右各做 8 到 15 下。如果你可以輕鬆做到 15 下，
  請小幅度調升負重量。
- **使用彈力帶**：如果你使用彈力帶，請把彈力帶踩在雙腳下方，抬
  頭挺胸地坐著，兩手拉著彈力帶，同時收攏雙側的肩胛骨，順勢
  將雙肘提起，也可以一次只提起一側的手肘。

---

**TIPS**

這個動作鍛鍊的部位是背，不是手臂。整個動作的動力來源
應該是肩胛骨，手臂只會隨著肩胛骨的收攏移動。

---

## 站姿開肩鍛鍊

這項運動有開胸、開肩和重整脊椎排列狀況的功效，能夠改善頭部前傾和彎腰駝背的體態；也會強化肩部較小的肌群，讓它們與筋膜一起促成良好的體態。另外，還能幫你判斷是否有哪一側的手臂比較沒力，替你補強。

雙腿筆直穩健地站著，雙腳與肩同寬。選一個重量適中的輕量啞鈴（女性約 900 公克到 1.3 公斤，男性約 2.2 公斤）。由於這個動作會同時鍛鍊到肩部和手臂的小肌群，一定要格外留意它們的狀態，不要操練過頭。

從右側做起。右手握住啞鈴，吸氣。吐氣時，肘部提起（屈肘），直到上臂與地面平行，然後保持不動，小心地將右前臂往上旋轉，使握著啞鈴的右手直指天空的方向。放下啞鈴時，請再次吸氣，前臂往下旋轉，降低啞鈴的高度，直至手臂打直。請務必格外留意你升、降啞鈴的動作，以避免肩部受傷。謹守這個原則：升啞鈴時，吐氣；降啞鈴時，吸氣。

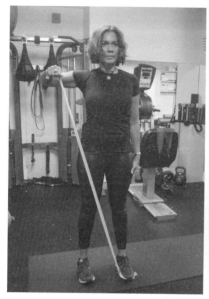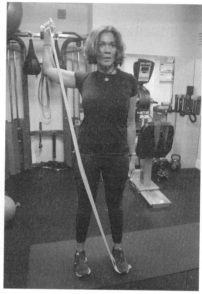

- **重複次數**：左、右各做 8 到 15 下。如果你可以輕鬆做到 15 下，
  請小幅度調升負重量。

- **使用彈力帶**：如果使用彈力帶，請把彈力帶的中心點固定在一個
  不會移動的物體上。確認彈力帶的兩端相互對稱後，雙手各執一
  端，然後按照啞鈴的方式，完成整個動作。

## 注意坐姿

在診所，我們見過數百位因為長時間坐在電腦前面，導致不良體態的個案。如果你的工作也需要長時間坐著，請一定要採取一些行動，以免筋膜受損。

常常起身伸展身體，四處走動一下，就是保護筋膜的一種方法。或者，你也可以藉由留意坐姿，避免筋膜受損。以下就是幫助你保持良好坐姿的一些小訣竅：

- 雙腳和雙腿必須對稱擺放，這表示你應該呈現雙腳平貼地面，或雙腳收於椅下的姿態。不要把腿翹在凳子上。

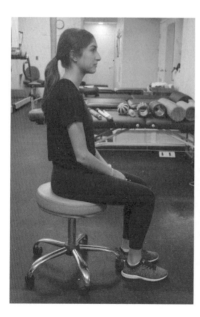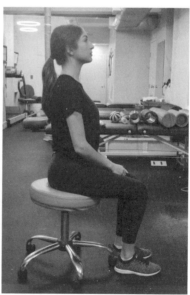

- 找幾個端正的坐姿，輪流替換。整天都保持在同一個姿勢太辛苦了，我們又不是雕像！

- 穩穩地坐在你臀部內側，那對叫「坐骨」的骨頭上。當你坐在坐骨上時，骨盆會順勢朝向前方，讓你輕鬆且自然地保持在端正的坐姿。另一方面，假如你坐在椅子的邊緣，骨盆也會順勢朝向前方，讓你自然而然地坐直、坐挺。因此，坐在椅子邊緣，比較容易保持端正的坐姿，因為你的骨盆一定會朝向前方。

- 不要翹腳。這對你的筋膜、體態和骨架的排列都很不好，還會對血液循環造成負面的影響。

- 不一定要一直坐在椅子邊緣，也可以不時往後坐，讓屁股坐在椅面後側，只要記得保持端正的坐姿即可。

- 避免癱坐在椅子裡。也不要讓骨盆往後倒而坐在薦骨上。

- 調整螢幕的高度，這樣就能輕鬆看到畫面，不用低頭。

- 為了重新教育你的身、心，讓它們知道要怎麼端正坐著，請在調整坐姿時，對自己說一些自我肯定的話（請見第 7 章），並在腦中想像自己抬頭挺胸的坐姿。

## 升降工作桌和健身辦公桌

另外，你也可以考慮購買升降工作桌或健身辦公桌（與跑步機或健身腳踏車相結合的桌子），打造更好的工作環境。誠如柯恩醫師所說「坐著是一種新菸害」，因為坐著會壓迫筋膜，限制它的活動，使身體的組織禁錮在某個位置，這一切都會讓筋膜生病。升降工作桌或健身辦公桌是一項很好的投資，能讓你不必好幾個小時都坐著工作。

在選購這類桌子的時候，必須注意以下兩點：

- 如果你的足部、膝蓋或髖部排列不正，或有脊椎方面的問題，站一整天可能會讓問題惡化。
- 站姿不好，例如整個人歪向一邊，也會引發筋膜問題。如果使用升降工作桌，請務必把重量平均分散在兩腳之上。以舒適的雙腳間距站著，並不時改變兩腳之間的距離。

記住一個很棒的小訣竅：混搭！譬如，用升降桌時，不要一直站著，偶爾也要坐一下。如果有同事，可以一人用升降桌，一人用一般辦公桌，然後每隔一段時間就帶著筆電，互換一下座位，改變一下工作姿勢。別忘了，筋膜最喜歡你用多元的方式活動身體。

# CHAPTER **6**
# 運用按摩滾筒，化開激痛點

● ● ● ● ● ● ● ● ●

　　在我們診所提供的眾多筋膜療法中，「滾動放鬆法」是最簡單、技巧門檻也最低的一種。但是千萬別被它的簡樸誤導了，在診所裡，它可是最強大、也最能有效治癒筋膜的工具，同時，它也應該是你居家療癒筋膜時必備的一項利器。

　　滾動放鬆法，又叫做「自我肌筋膜放鬆法」，能帶來多項強大的好處，包括提升你的表現、動作的活動幅度，還有緩解慢性疼痛和運動相關的疼痛等。不僅如此，它很好操作，只需要準備一些簡單又不昂貴的工具。

　　基本上，自我肌筋膜放鬆法就是，用按摩滾筒、按摩棒、按摩球或其他的器具，針對身體的某個部位緩慢施壓，達到鬆開筋膜的效果。或者，你也可以採取「靜態」滾動放鬆法，用按摩球或帶有硬度的枕墊，持續按壓某個感到緊繃的部位。

## 滾動放鬆法的科學理論

學術界對滾動放鬆法這類技巧的研究才剛萌芽，不過我們已經從許多初步的研究成果中看見，他們的發現與我們每天在診所看到的景象不謀而合。以下就是學術界對這項療法的部分發現：

- 研究人員探討了滾動放鬆法搭配運動的療程，對肌筋膜疼痛症候群患者的影響，這類病患有長期肌肉疼痛的症狀。他們將受試者分為兩組，一組接受使用棒球的滾動放鬆法，並搭配運動；一組為對照組，接受傳統的治療。結果顯示，相較於對照組，放鬆運動組的受試者，在從事日常活動時感受到的疼痛感顯著緩解了。[1]

- 在另一項研究中，研究人員比較了徒手靜態伸展，以及搭配按摩滾筒滾動放鬆的靜態伸展，對髖關節屈曲活動度（hip-flexion range of motion）的影響（對照組兩者都沒做）。結束六回的療程後，相較徒手伸展組，按摩滾筒伸展組的髖關節屈曲活動度改善更多。[2]

- 為了檢視滾動放鬆法對肌肉活性的影響（別忘了，肌肉和筋膜可是緊密交織在一起），研究人員要求受試者在連續三天內分別採取兩種行動：一種是什麼也不做，一種是以按摩滾筒放鬆肌肉。結果發現，按摩滾筒可以強化肌肉的活性，讓受試者比較輕鬆地施展出特定的力量。[3]

- 研究針對運動後產生的延遲性肌肉痠痛（delayed-onset muscle

soreness, DOMS），探討滾動放鬆法對此狀況的影響。研究人員發現，運動後馬上用高密度按摩滾筒放鬆肌肉 20 分鐘，在接下來的 24 和 48 小時，受試者的肌肉壓痛感顯著下降，運動表現也明顯提升。「更具體來看，」該研究團隊說：「相較於對照組，用按摩滾筒的滾動放鬆法還提升了受試者疼痛閾值（pressure-pain threshold score，意思是受試者比較不會感受到疼痛）、衝刺速度、爆發力，以及運動後多個時間點的動態肌力、肌耐力。」於是他們得出這樣的結論：「我們的研究成果清楚指出，按摩滾筒可以降低延遲性肌肉痠痛的強度、減緩相關運動表現的下降幅度。」[4]

- 研究人員探討了按摩滾筒放鬆法對心血管系統的影響，得到了它能改善動脈功能的結論。[5]

- 一項研究找了 50 名小腿腓腸肌外側有激痛點的人當受試者，發現用按摩滾筒靜態按壓該處，可以舒緩激痛點的疼痛感和敏感度。[6]

## 滾動放鬆法的好處

雖然按摩滾筒放鬆法和其他自我肌筋膜放鬆法的功效，目前仍有待學者進行更多驗證，但許多教練和治療師都知道自我肌筋膜放鬆法有用，因為他們早就親眼見證過無數次它們的功效。這就是為什麼，每一位美國國家美式足球聯盟（NFL）的球員，或是奧林匹克的運動員都會使用自我肌筋膜放鬆法；這也是為什麼，我們會教導診所的患者如何運

用按摩滾筒或其他器具練習這套放鬆法。以下列出的，就是我們患者提到的部分好處：

- 慢性疼痛減緩
- 運動後比較不會疼痛
- 更有活力
- 靈活度提升
- 動作的活動幅度變大
- 壓力降低
- 循環變好

在這些反饋的支持下，也難怪有項調查發現，超過 80% 的物理治療師、運動教練和健身專家，都會運用按摩滾筒來輔助治療個案或鍛鍊學員。[7]

## 關於橘皮組織

最近，有不少人在談論用按摩滾筒擺脫橘皮組織（cellulite）的方法。橘皮組織會出現在大腿和臀部，使那些部位的皮膚變得猶如「橘皮」般凹凸不平。我還沒看到任何科學證據證明這件事是真的，針對這番說法，其他專家也表示懷疑。

正如「MELT 療法」的創辦人蘇・希茲曼所說：「我不認為你可以『擺脫』橘皮組織，就如同你無法『擺脫』你的大腿骨。我們的淺層筋膜本來就有一套自己的紋理。你可以減少橘皮組織對皮膚的影響嗎？當然可以，但光靠筋膜療法是不夠的。這跟你的激素、雌激素、活動量、

營養狀態，還有，沒錯，筋膜的健康有關。我不喜歡那些為了消滅橘皮組織，叫大家把身體滾到受傷和瘀青的方法，那只會引發不必要的發炎反應，還會傷害肌膚的整體狀態。我認為我們必須接納自己的一切和橘皮組織，好好愛護身體原本的樣貌。」

不過，滾動放鬆法確實可以暫時撫平橘皮組織造成的凹凸不平，因為它能提升身體的循環，把水帶到筋膜裡，讓凹陷處膨潤起來。也就是說，儘管滾動放鬆法無法讓橘皮組織永遠消失，但可以讓皮膚在短時間內看起來比較光滑。

## 如何挑選工具

　　隨著時代的演進，如今，使用自我肌筋膜放鬆法時，有形形色色的工具可供選擇。以下幾種是我們診所使用的工具：

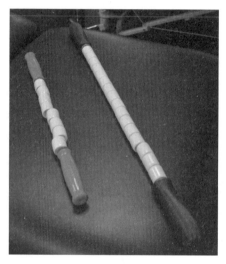

健士舒活按摩棒（兩種不同的尺寸）

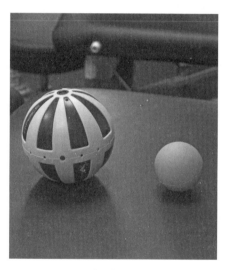

Hypersphere 極速按摩球和曲棍球

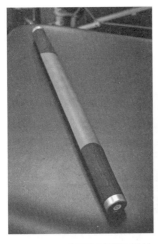

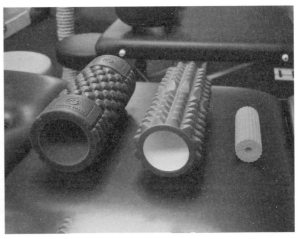

Blackroll 德國極靜震動筋
膜按摩器

三種帶有不同紋理的按摩滾筒

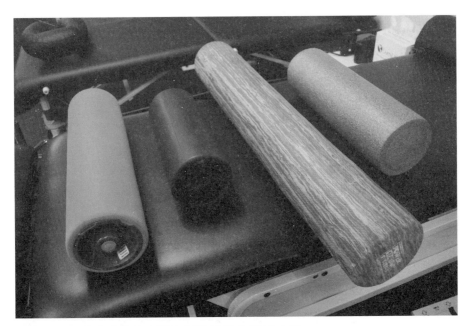

四種光滑面的按摩滾筒，最左側的滾筒有振動功能

　　你必須依據自身的需求選擇最合適的工具。長的滾筒適合放鬆面積比較大的部位，例如背部和腿部，它可以讓你平穩的操作；短的滾筒適合放鬆面積比較小的部位，像是手臂。不具彈性的按摩棒放鬆雙腿的效果很棒，帶有彈性的按摩棒則適合放鬆背部。至於按摩球，用來放鬆臀部、雙腿和腰部都很合適。你還可以選擇結合高科技的按摩工具，有些滾筒除了會震動，還具備溫控功能，可以調整冷、熱。不過，其實基本款的按摩滾筒或按摩棒就很實用，而且只要 10 美元左右。或者，你也可以用其他球體當作放鬆筋膜的工具，例如曲棍球、棒球、網球或高爾夫球。

　　用按摩滾筒或按摩球放鬆筋膜時，按壓身體的力量，就來自你身體的重量。因此，用按摩滾筒放鬆筋膜時，要放在你打算按摩的部位之下，例如背部下方、小腿下方、髖部下方，或腳掌下方。用按摩棒放鬆筋膜時，按壓身體的力量，則是來自你的雙手；雙手握住按摩棒兩端，針對要按摩的部位施壓即可。

## 滾動放鬆法的基本原則

要特別叮囑讀者的是：運用滾動放鬆法時，必須遵循以下原則才能從中得到最大利益：

● 如果有嚴重的慢性疼痛問題，用按摩滾筒放鬆筋膜之前，請先諮詢醫師或治療師。

● 滾動的動作要慢，這樣筋膜和肌肉才有時間放鬆。

● 剛開始使用滾動放鬆法時，請先考慮選用質地較軟，且表面不帶紋理的按摩滾筒。等到狀況漸入佳境，再換用質地比較硬，且帶有紋理的滾筒，它們能對按摩處施加更大的壓力。

● 在你可忍受的範圍內，盡可能對按摩處施加壓力。記住，你的激痛點就是毒素積聚之地，按壓它們，就是在疏通此處的毒素。按壓的過程可能會覺得有點痛，很正常。不過，如果按到瘀血，就表示力道過猛了，請放輕施壓的力度。

● 每個部位一次滾動 20 到 30 秒。假如你發現哪個部位特別痛，或壓痛感特別強烈，請定點持續按壓一分鐘；這樣的長時間施壓，可以促進該處的毒素排出，並使糾結的筋膜「化開」，恢復放鬆的狀態。

● 在運用滾動放鬆法的過程中，不要憋氣，要全程以深且緩的方式呼吸。

● 在運用滾動放鬆法的前、後，皆要好好補充水分。你的身體需要大量的水分沖洗從筋膜釋出的毒素。

- 一般來說，用按摩滾筒放鬆脊椎周邊的筋膜不會怎樣，但如果你脊椎受過傷，請特別謹慎。執行前，先詢問醫師，評估你的情況是否適合。

- 萬一要放鬆的地方太痛了，無法承受滾動帶來的刺激，可以先從周邊的部位下手。

- 如果要放鬆的部位受了傷，不適合按壓，就改按壓對側的部位。比方右小腿受了傷，就按壓左小腿。研究顯示，不論你按壓或伸展單一部位的哪一側，都可對另一側帶來正面的影響。[8]

- 如果你有骨質疏鬆症，請不要用按摩滾筒放鬆筋膜。如果你懷孕，也不要用滾筒放鬆核心附近的筋膜。為了之後能順利生產，孕婦的骨盆關節會處在放鬆的狀態，這個時候若施以滾動放鬆法，會引發大麻煩。

- 按摩工具用到局部磨損時，必須換一個新的。

## 21 種技法，滾鬆各部位筋膜

在這個段落，我要跟你分享 21 種我最喜愛的滾動放鬆技法，它們能幫你放鬆身體各部位的筋膜結節和卡卡的感覺。請針對你疼痛或緊繃的部位，運用這些技法。譬如，倘若你有大腿後側肌群疼痛或緊繃的狀況，就可以天天以相關技法滾動這個部位。

如果你有僵硬、痠痛或疼痛的情況，也可以用按摩滾筒滾動那些你希望人替你按摩的部位。假如那個問題無法一次解決，你可以天天都用按摩滾筒滾一滾那些部位。萬一你用按摩滾筒滾了好幾天，該部位的情況卻遲遲不見改善，請尋求專家協助。

## 放鬆足底筋膜——用球

　　滾動放鬆法對足底筋膜炎非常有用。這個放鬆足底筋膜的技法可以利用任何一種小型的球體（網球也可以）。坐在椅子上或地上，右腳踩在球的頂部，讓球體在腳底前後滾動，並逐漸加大施壓的力道。然後換左腳，重複上述步驟。

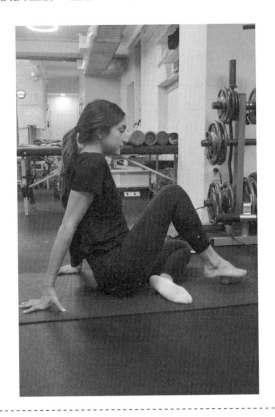

## 放鬆足底筋膜──用按摩棒

坐下時，把按摩棒放在地上，右腳踩著它前後滑動。然後換左腳，重複上述步驟。

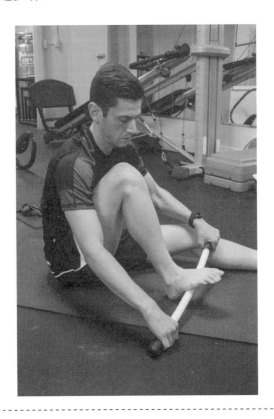

## 放鬆足底筋膜——用迷你按摩滾筒

坐在椅子上，把迷你按摩滾筒踩在腳下；上身略往前傾，可增加腳底承受的壓力。前、後滾動迷你按摩滾筒，並逐漸加重施壓的力道。如果你發現滾到某幾個點會痛，請多按壓 15 到 20 秒。然後換邊，重複上述步驟。

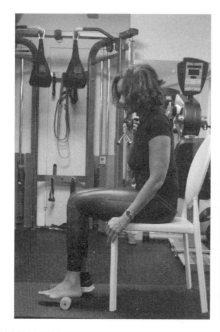
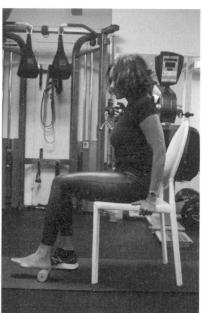

## 放鬆小腿──用按摩滾筒

　　坐在地上，雙腿向前伸直。按摩滾筒放在左小腿下方，右腿屈膝，右腳平貼地面。雙手撐地，使臀部懸空，然後讓按摩滾筒順著小腿肚滾動，一路從腳踝滾動到膝蓋下方。接著，把左腿稍微往內轉，用同樣的方式滾動左小腿內側；然後，再把左腿稍微往外轉，用同樣的方式滾動左小腿外側。左小腿的內、外、後側都滾過一輪後，就可以換右小腿，重複上述步驟。

　　若想增加按壓的力道，可以用雙腿交叉的姿勢重複上述動作。

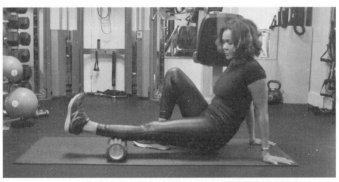

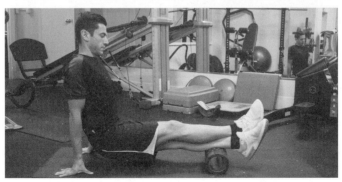

## 放鬆小腿──用按摩棒

　　坐在地上，屈膝，將按摩棒置於單側小腿下方。以掌心朝上的手勢握住按摩棒，上下滾動小腿肚。然後稍微改變一下按摩棒的角度，滾動小腿的內側和外側。該側小腿的內、外、後側都滾過一輪後，就可以換另一側小腿，重複上述步驟。

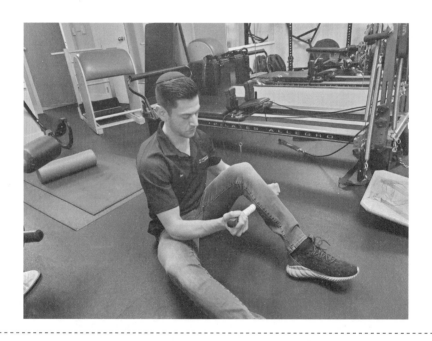

## 放鬆四頭肌──用按摩滾筒

　　這些肌肉位在大腿前側，要放鬆它們，必須趴在地上，把長的按摩滾筒放在大腿下方。用前臂支撐身體的重量，讓按摩滾筒在膝蓋上方和骨盆之間來回滾動。滾動的過程中，雙腳要全程懸空。

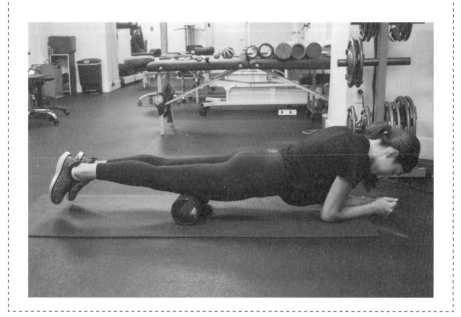

## 放鬆四頭肌──用按摩棒

　　坐著或站著,把按摩棒橫在右大腿前側,上下滾動。然後換左大腿,重複上述步驟。

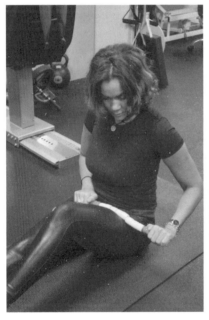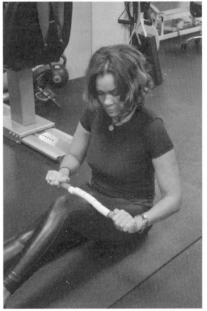

## 放鬆大腿後側肌群──用按摩滾筒

　　坐在地上，先把按摩滾筒放在右大腿前端下方。臀部離地，把身體的重心轉移到右腿，滾動滾筒，在臀部下方和膝蓋後側之間來回移動。然後把重心轉移到左大腿，重複相同步驟。

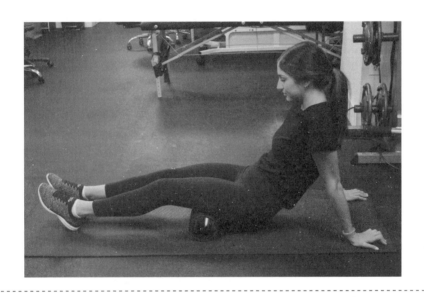

## 放鬆大腿後側肌群——用按摩棒

微微彎腰,把按摩棒橫在單側大腿的後方,上下來回滾動。然後換邊,重複上述步驟。

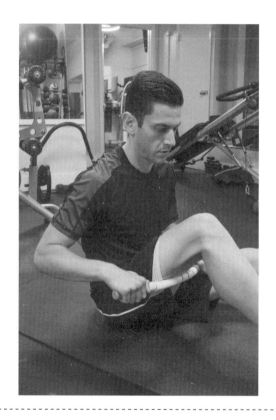

## 放鬆髖部屈肌——用按摩滾筒或按摩球

一開始請用雙手和雙膝撐地，按摩滾筒或按摩球置於髖部下方。接著，降低身體的高度，直到髖部屈肌靠在按摩滾筒上。身體傾向右側，對右側的髖部屈肌施壓。右腿打直，微微離地，左腿稍微屈膝，慢慢著地，以保持身體的穩定性。上下滾動 20 秒，然後身體傾向左側，重複相同步驟。

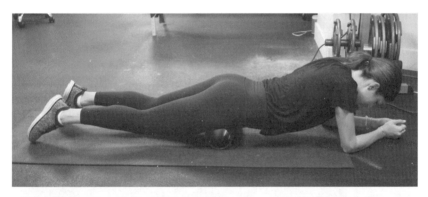

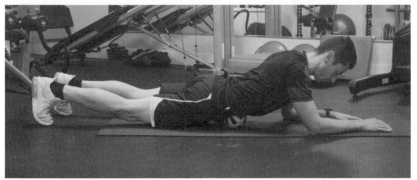

## 放鬆髂脛束──用按摩滾筒

　　如果你是個跑者，髂脛束（位在大腿外側）又有問題，這套動作很有幫助。往右側臥，把按摩滾筒放在右側髖部下方。左腿與右腿交叉，屈膝，左腳著地。用右前臂的力量上下移動身體，讓滾筒順著大腿外側，在髖部和膝蓋上方之間來回滾動。然後換左腿，重複上述步驟。

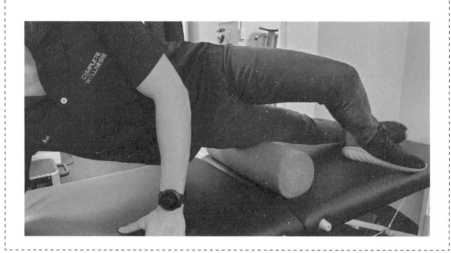

## 放鬆梨狀肌——用球

環繞和穿透這些扁平、帶狀臀部肌肉的筋膜，常會有卡住和沾黏的狀況。要放鬆它們，請你試試這些按摩技法。

仰臥地面，雙腿打直。把按摩球放在腰部以下單側臀部上方的位置。就這樣躺在按摩球上至少 20 秒；躺更久，效果更好。然後換另一側，重複上述步驟。

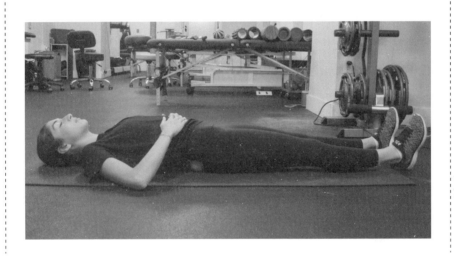

把按摩球放在右側髖部下方,右腿伸直,呈現只有右腳外側著地的姿勢。左腿屈膝,左腳平貼地面,保持身體的穩定性。身體往右側傾,順著右側的髖部外側和臀部來回滾動。滾動時,你的髖部要輪流朝左右旋轉。發現激痛點時,停在那個位置按壓 1 分鐘。然後換左邊,重複上述步驟。

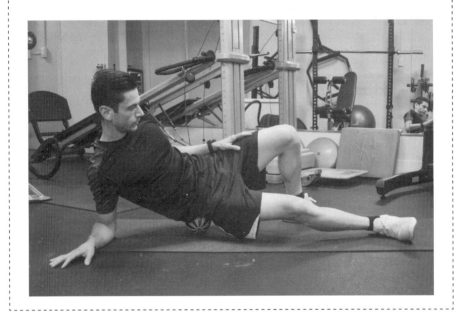

## 放鬆梨狀肌──用按摩棒

　　左腿屈膝跪地，左腳只有腳趾著地，右腳則平貼地面。用按摩棒上下滾動腰部到臀部中段的區塊。然後換邊，重複相同動作。

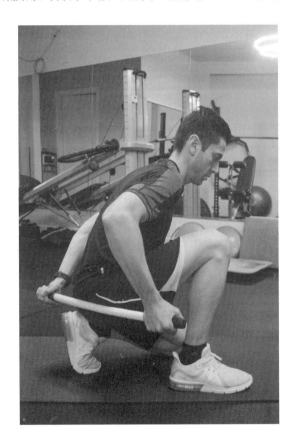

## 放鬆下背部──用按摩滾筒

　　把質地柔軟的按摩滾筒放在下背部。身體往上滾動，使滾筒來到髖部下方。用雙腿的力量推動身體上下滾動，這樣就能來回按壓髖部和上背部之間的區塊。接下來，身體傾向一側，這樣就能按壓到背部兩側。每側至少滾動 30 秒，但每次滾動的時間不要超過 1 分鐘。

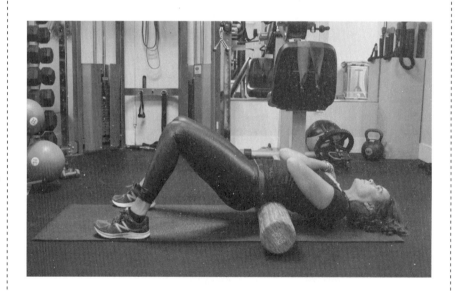

**TIPS**

如果下背部受傷，請不要做這套動作。

## 放鬆下背部──用按摩棒

把按摩棒放在腰部後方，緩慢地上下滾動。

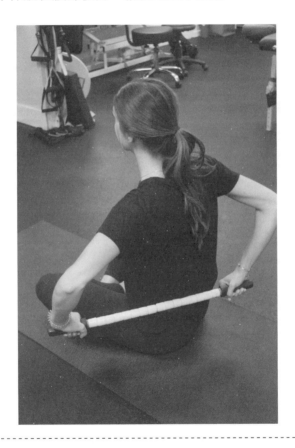

## 放鬆下背部——用按摩球

　　仰臥，右腿伸直，左腿彎曲，左腳平貼地面，把按摩球放在左臀下方，躺在球上 20 到 30 秒。

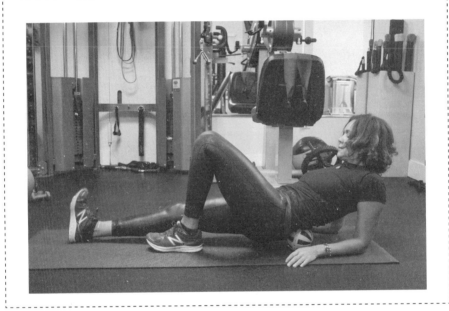

## 放鬆上背部和頸部——用按摩滾筒

把按摩滾筒放在肩膀下方，雙手上舉過頭。雙腿屈膝，雙腳平貼地面。將髖部往上抬離地面，與上半身成一直線。上下滾動身體，讓滾筒在肩膀和上背部之間來回按壓。

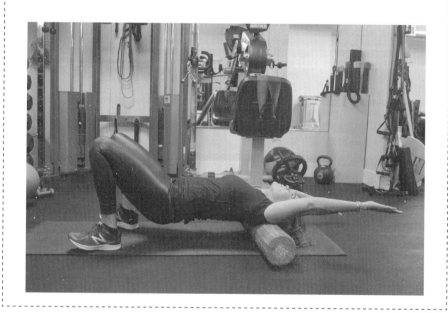

## 放鬆上背部——用按摩棒

　　以對角線的角度，將按摩棒握於身後。右手抓著按摩棒上端，左手抓著按摩棒下端。順著按摩棒的角度，緩慢地在肩胛骨和附近的區塊來回滾動。然後換邊，重複上述步驟。

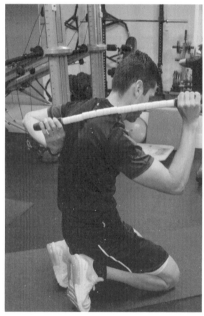 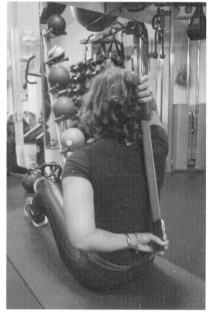

## 放鬆胸部和三頭肌──用按摩滾筒

　　將按摩滾筒置於身體右側，趴在地上。右臂跨在滾筒上，讓滾筒位在右腋下方，緩慢地向外來回滾動。然後換邊，重複上述步驟。

　　接著，把單側手臂以掌心朝上的姿勢，置於按摩滾筒上，來回滾動上臂後側。然後換邊，重複上述步驟。

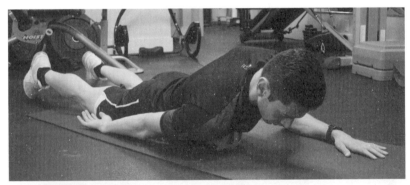

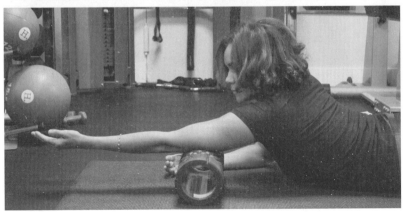

## 放鬆闊背肌──用按摩滾筒

　　側臥地面（最好是在瑜伽墊上），按摩滾筒放在腋窩下方，與身體垂直。下側手臂朝頭的方向打直。為了提供支撐，上側腿要呈90度彎曲。核心部位往上提，讓滾筒緩慢地在腋窩和胸腔下緣滾動。然後換邊，重複上述步驟。

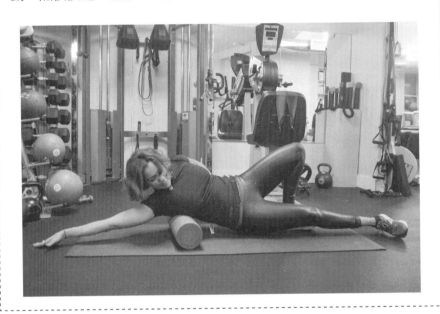

## 放鬆前臂──用球

　　趴在地面上，左前臂置於球上，掌心朝下，讓球體在腕部到肘部之間來回滾動；除了直線滾動，也可以讓球體以畫圈的方式滾動。接著掌心朝上，滾動左前臂的外側。然後換右前臂，重複上述步驟。

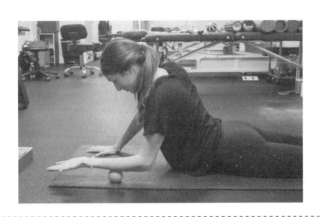

## 按摩滾筒帶來的變化

老實說，一開始，你大概會很討厭按摩滾筒。因為練習滾動放鬆法的初期，可能有點難受。假如你本來就有僵硬和痠痛的問題，又或是過度使用這套放鬆法，甚至選用了質地太硬的滾筒，更會深刻經歷這種痛苦。

不過，只要你堅持下去，願意花點心力尋覓適合的按摩滾筒，未來的你一定會非常感謝自己此刻的付出。假以時日，隨著筋膜愈來愈舒展開來，你一定會感覺到身體的緊繃感、痠痛感漸漸消失，整個人也會愈來愈輕鬆。另外，你也會發現，活動時肢體的活動幅度和靈活度提升了。如果你是運動員，速度和表現可能會更上一層樓；如果你是必須長時間伏案工作的上班族，肯定會覺得自己愈來愈神清氣爽。總之，雖然一開始它會帶來小小的痛苦，未來絕對能讓你得到豐厚的回報，所以就算你對它沒有一試成主顧，也請持續滾動下去！

## 蘇・希茲曼：
## 用 MELT 療法「化開」筋膜問題

蘇・希茲曼是神經肌肉治療師、運動生理學家，也是筋膜研究協會的創始成員。她創建了「MELT 療法」（Myofascial Energetic Length Technique），這套療法可以緩解慢性疼痛，還撰寫了紐約時代雜誌排行榜暢銷書《風靡全美的 MELT 零疼痛自療法》（*The MELT Method*）。她的療法以平衡神經系統和恢復筋膜的支持力為重點，還搭配特製的筋膜放鬆工具，可溫和地化開筋膜，例如軟式按摩滾筒，以及專門按摩手部和足部的迷你按摩球。

### ▶ 你是如何開始對筋膜工作產生興趣的？

雖然在 90 年代，我對筋膜這個詞彙就不太陌生，因為當時不少臨床療法都會提及，但在那個時代，它既非討論的焦點，也不是治療的重點。直到有一天，我的腳突然莫名其妙痛了起來，而且用遍學過的所有方法都無法好轉，這才踏上了這條探索之路。我想搞清楚，我身體這陣突如其來的慢性疼痛，究竟是因什麼而起。「筋膜」是我那時鍵入谷歌搜尋引擎的第一個關鍵字。那一年是 1998 年，而這股動力也讓我成了筋膜研究協會的創始成員。

正如我在《風靡全美的 MELT 零疼痛自療法》書中所寫，我在著名解剖學家吉爾・赫德利的解剖課程中大開了眼界，對筋膜有了全然不同的認識。吉爾顛覆了我對筋膜的所有認知。隨著在這方

面的鑽研愈來愈深，我發現這個領域有我探索不完的奧祕，它是一門由分子學、神經學、細胞學和非細胞學交織而成的大學問。我開始明白，為什麼我們不能說指揮身體所有功能的神經系統是一個獨立的系統，因為我們的神經系統——神經的所有功能——不能沒有筋膜，筋膜就是成就它們的背景，神經系統要能發揮所長，一定要仰賴筋膜的協助。另外，筋膜也是人體體內其他細胞的溝通渠道，透過筋膜，分散各處的細胞才能互相溝通，分工合作地維持身體機能的正常運作。

換句話說，筋膜與神經的穩定性息息相關。之前我在健身職涯的巔峰突然腳痛，持續了好長一段時間，其實並不是骨頭受了什麼傷，當時沒有一位骨科醫師能搞定，因為我傷到的，既非骨頭，也非肌肉。這番經歷也讓我理解到，在人體的感覺動作控制和情感穩定這一塊，筋膜扮演了什麼角色。

▶ MELT 療法裡的「4R」是什麼？

重新連結（Reconnect）：這些技巧可以評估我們目前的身體狀態，並追蹤自我照護所帶來的改變。這些舉動也可以幫助我們將體內的「自動導航功能」（這是我對那些不需我們思考，就可以自行運作的身體機能的暱稱，例如消化）重新導回到正軌，提高自律神經系統的穩定性和效能。

重新平衡（Rebalance）：這些技巧可以提升我們反射神經和核心神經的穩定度和反應時間，人體的全身平衡、腸道運作和脊椎

穩定性都要靠這些機制幫忙。重新平衡的技巧也可以校正（或重新平衡）神經對壓力和修復這方面的調控。

再水合（Rehydrate）：這些技巧可以恢復結締組織系統的流動性和支持性，疏通淤積的壓力，提升組織的張力。人體的所有關節、肌肉、器官和骨頭都能因這些技巧受惠，因為能讓它們在更好的環境中運作。它們也能降低關節的發炎反應，並提升人體所有細胞對液體和營養素的吸收能力；其中的收縮（compression）和展延（lengthening）技巧，更能有效恢復筋膜系統的彈性。

釋放（Release）：這些技巧可以減輕人體不必要的緊繃和壓迫感，除了能放鬆頸部和下背部，脊椎、雙手和雙足的關節也都能受惠。釋放技巧能恢復人體結構的平衡，提升頸部和下背部的活動度。

## ▶ 請聊聊你在 2015 年針對 MELT 療法的研究

這項研究最引人注目的部分，莫過於 MELT 療法對胸腰筋膜（thoracolumbar fascia, TLF）的幫助。實驗前、後，我們都用超音波和 Myoton 肌肉監測儀（可檢測肌肉的多項生物力學特性，例如僵硬度、彈性度和受壓後要花多少時間放鬆等）檢測了受試者的肌筋膜狀態。實驗前，受試者胸腰筋膜的兩側厚度，皆呈現厚度不一的狀態。接受四週的 MELT 療法後（選用的技巧都沒有直接針對下背部治療），我們發現他們胸腰筋膜兩側的厚度不但變得勻稱，比較厚的那一側，變薄的幅度還比較大。這樣的結果也讓我了解

患者在接受 MELT 療法後，下背痛的狀況會有所改善的原因。另外，由於他們肢體的活動幅度和穩定度提升了，在感覺動作控制和活動度等方面的表現也變得比較好。

### ▶ MELT 療法曾對你的個案帶來什麼樣的轉變？

天呀，轉變可多了。有人一跛一跛地走進來，然後正常地走出去；有人的膝蓋、髖部和肩膀不用動刀，就可以擺脫疼痛；還有的有纖維肌痛症和慢性疲勞等問題，不但恢復了整體的健康，還重拾了活力滿滿的日常生活。我們的許多教練原本都有一些慢性病症，但在接受 MELT 療法後，問題都一一解決了。

### ▶ MELT 療法對子宮內膜異位的女性有何幫助？

受到子宮內膜異位影響的骨盆底肌群和子宮內膜，會引發很折磨人的疼痛和不適感。藉由恢復骨盆腔的穩定性，以及提升該處臟器周邊組織的滑動性，能夠讓整個骨盆腔的結構更穩固，而這往往可以降低這項病症造成的疼痛。

另外，臨床上也證實，因子宮內膜異位症疼痛的病患，在手術後接受 MELT 療法，可減少筋膜沾黏的狀況。你可以清楚感受到，接受 MELT 的徒手療法後，該處組織的緊實程度有明顯不同，而且持續改善。

## ▶ MELT 療法如何幫助我們療癒情緒創傷？

科技讓我們測量得到結締組織基質裡的生物電阻，了解其生理和病理的調控狀況。就跟蜘蛛網一樣，組織裡只要有某個區塊的基質受到刺激，整個網絡都會受到影響，只是力道大小的差別。一旦筋膜失去了自由滑動的能力，活動時組織難免就會受到刺激，並出現發炎的情況，而細胞之間的溝通能力也會下滑。

結締組織本來就是用來穩固關節和支撐肌肉，好讓我們在活動時能連貫、協調地做出各種動作。不過，假如我們反覆同樣的動作或姿勢，就會大量壓迫到同一個部位的組織，使得該處的組織失去應有的支撐性和彈性。簡單來說，重複同一個動作或姿勢的次數愈多，這個部位的組織愈難保有應有的特性。這是導致肌肉無力、疼痛和表現下降的重要因素，也是引發一連串生理失能和心理問題的一大根源。

把視角再拉廣一點來看，我會說，21 世紀的人類生活型態打壓了人體的復原力和適應力。為了處理生活中的大量壓力，我們許多舉止都有違人體本性。這些舉止不但改變身體活動的方式，也會加快各種問題找上我們的速度，例如關節疼痛、神經失調或情緒障礙等。

別忘了，疼痛是大腦示警的方式，目的是提醒你哪裡不對勁，要你有所作為。所以碰到這種情況，我不會先把心力放在撫平壓力上，而是先從提升身體的修復力和恢復力下手。幫助大家重新與身

體連結，感受它所傳達的感覺，是我採取的第一個步驟。

我還意識到，每個人對疼痛和創傷的反應，與各自的過往經歷有深刻關聯。情緒能量會左右我們的記憶、影響當下的感受，讓我們對未來萌生更多的憂慮。如果你把某件事和某種情緒連結在一起，它就會埋入你的記憶，日後另一件事引發了相同的情緒，你腦中立刻會想起那件往事。通常，這樣的回憶就像是一種反射，是在自己完全沒有心理準備的情況下閃現腦海。

換句話說，你目前對某個情況的反應方式，與過往對某件類似事情的反應方式多多少少有關。有趣的是，大腦處理情感、儲存過去記憶和思考未來的區塊，恰好就是處理痛感的區塊。

簡而言之，MELT 療法可以幫助我們與身體重新連結，傾聽它的聲音，改善副交感神經和心率變異度狀態，我們的迷走神經就會正常運作，讓我們在比較不受主觀感受影響的情況下應對壓力。

## CHAPTER 7

# 改變生活型態，徹底療癒筋膜

· · · · · · · · ·

　　筋膜是全身性的系統，理所當然地，身體的整體健康狀態愈好，「生活型態」愈健康，筋膜就會愈輕鬆自在。因此，在這一章，我針對改變生活型態這個主題，與你分享一些對療癒筋膜有幫助、又簡單易行的方法。

　　在閱讀這章的時候，你或許會有一種愈看愈心慌的感覺，大可不必如此！你不需要馬上就把生活的所有面向一次調整到最佳狀態。相對的，可以先從一到兩項下手，就不會覺得負擔太重，之後再依照個人狀況，逐步調整改變的項目。

　　準備好了嗎？來看看你如何在生活中採取哪七大行動，鬆開筋膜：

## 行動 1：減少體內的糖化終產物

回顧第 2 章，我說過糖化終產物是一種會傷害膠原蛋白的危險分子，筋膜中的膠原蛋白當然也難逃其害。它會降低膠原蛋白纖維自由滑動的能力，還會大幅加速老化。[1]

雖然身體本來就會生成糖化終產物，但不當飲食會讓體內出現過量的糖化終產物。由於「糖」就是促成糖化終產物的禍首，所以要療癒筋膜，就是減少糖的攝取量。尤其是，戒掉含糖的咖啡飲品、氣泡飲料和垃圾食物。選購食物時，請仔細檢閱成分標示，有些你以為沒加糖的食物，其實也添加了糖。

高溫燒烤的肉類也會產生糖化終產物。要化解這個問題，你可以用酸性的醃料，此舉可以顯著減少糖化終產物的生成量。或者，在燒烤前先低溫預煮肉品，也能大幅降低糖化終產物的生成量。

最後，盡可能多食用新鮮食物。即時食品通常含有大量的糖化終產物，因為它們在製作的過程中，會以非常高的溫度加熱。[2]

## 行動 2：補充大量維生素 C 和其他營養素

　　筋膜主要就是由浸在水裡的膠原蛋白構成，再者，就如我稍早所說，身體一旦沒有維生素 C，就無法製造任何膠原蛋白。因此，一定要天天攝取富含維生素 C 的食物，例如莓果、番茄、柑橘類水果、奇異果、甜椒和深綠色葉菜等。若想確保每日都吃進足量的維生素 C，可以考慮服用維生素 C 補充劑。

　　同時，還要攝取足量的蛋白質。富含蛋白質的食物中含有甘胺酸（glycine）、脯胺酸（proline）、羥脯胺酸（hydroxyproline）和精胺酸（arginine），它們都是構成膠原蛋白的基本成分；鮭魚、蛋品和肉湯等食物，都是提供這些胺基酸的優質來源。

　　另外，請讓這些下方食物也成為你飲食的一部分：

- 綠色、紅色和橙色蔬菜：這些食物富含抗氧化劑，可以促進膠原蛋白生成、保護膠原蛋白不受傷害；萬一膠原蛋白受到傷害，它們也能幫忙修復。

- 含硫食物，硫對膠原蛋白的生成至關重要。富含硫的食物有：洋蔥、大蒜和十字花科植物，例如青江菜、青花菜、球芽甘藍、高麗菜和白花椰等。

- 補水食物，例如：奇亞籽、黃瓜和美生菜。

- 綠藻（chlorella）：這個營養豐富的超級食物能吸附體內的有毒重金屬，幫助身體排出毒素。

- 有益健康的油脂，如：堅果、種子和酪梨（稍後會詳細介紹）。

我還推薦你喝一款飲品：白茶。酵素會分解膠原蛋白，但研究顯示，白茶有助降低這類酵素的活性。[3]

為了助你一臂之力，讓你順利展開友善筋膜的飲食，營養師莉安娜．維爾娜－葛雷設計了 20 道色香味俱全的食譜（詳見附錄，第 253 頁），都能提供筋膜喜愛的營養素。

## 草酸鹽的疑慮

雖然攝取大量的水果、蔬菜和健康油脂能保護筋膜，但有些你以為對健康是加分的食物，或許反倒是扣分。

健康顧問莎莉．諾頓（Sally K. Norton）是一位研究員（研究曾獲得美國國家衛生研究院的獎助學金），她花了幾十年的時間探討「草酸鹽」（oxalates）這種物質，含有這種物質的食物可能有害人體健康。如果你有過腎結石，草酸鹽（以草酸鈣形成結石）是嫌疑最大的兇手。不僅如此，根據諾頓的說法，草酸鹽可能還會破壞你的骨頭和肌筋膜系統。

「我們在肌腱裡看見草酸鹽的沉積物，」她說：「我們看見它們引發了『滑膜炎』（synovitis）。在這種情況下，包覆肌腱的囊鞘會處於發炎狀態。我們看到骨頭末端的軟骨帽受損了——在它的滑膜液中，漂浮著清晰可見的結晶。」

對許多人而言，草酸鹽似乎不是值得關注的議題。不過，假如你長期有頸部疼痛、下背痛，或足部、手指疼痛的問題，醫師又找不出病因，或許你需要試著減少飲食中的高草酸鹽食物，花幾個月的時間實驗。高草酸鹽的食物有菠菜、瑞士甜菜、甜菜根、甜菜葉、堅果、種

子，以及一些辛香料（例如薑黃、肉桂和孜然）。就跟莎莉・諾頓的經歷一樣，說不定你的人生能因這番實驗出現重大的轉變。

## 行動 3：補充水分

別忘了，筋膜需要水，而且需要很多水，才能保持流動性。沒有充足的水分，很快就會變乾、變硬和變黏。在第 2 章，補水專家達娜・柯恩提到了水對筋膜的重要性；在這裡，她提供了五點訣竅，幫助你在日常中攝取充足的液體，維持筋膜的含水量：

- 一起床就替身體「儲值」水分。每天早上喝一杯約 500ml 的水來滋潤筋膜。在水裡加一點鹽（海鹽、凱爾特鹽、岩鹽或喜馬拉雅鹽都是不錯的選擇，唯獨不要加精鹽），增添裡頭的礦物質和電解質含量，再加上一些檸檬也不錯。你可以仿效柯恩醫師的做法，直接在床邊放一玻璃壺的水，一起床就能為身體補給水分。

- 全天候補給水分。為了避免體內的含水量下降，你整天都要從水（無氣泡的白開水、礦泉水或氣泡水等）、湯品或茶飲等飲品補給水分。好消息是：也可以喝咖啡！雖然咖啡利尿，但只要一天不超過四杯，就不必擔心它會讓你脫水。

- 保持電解質的平衡。喝太多水，會影響到體內的電解質含量，因為電解質會不斷隨著尿液排出體外。因此為了確保體內的電解質維持在平衡狀態，柯恩醫師說，每喝幾杯清水，就喝一杯加了市售電解質補充劑或是一撮鹽的水（加鹽的目的是獲取平衡的電解質，所以鹽必須含有豐富的礦物質，正是精鹽不適合的原因）

- 每天喝一杯綠奶昔。它可以讓你獲取大量具保水性的膠體水。在《解渴》一書中，柯恩醫師和吉娜・布里亞建議以下列食材為基

底，調配出合個人口味的綠奶昔：蔬菜、水、半顆蘋果、少許薑、少許檸檬和奇亞籽。或者，你也可以直接照著附錄的綠奶昔食譜調製。

● **找出你每天需要喝多少水。** 儘管你可能聽過「每天應該喝八杯水」這樣的說法，但柯恩醫師說，每個人所需的飲水量應該以這樣的原則計算：以磅為單位（1 磅約 0.45 公斤），把體重除以 2，再把得到數值的單位換成盎司（1 盎司約 28 公克），才是你一天應該喝進的飲水量。舉例來說，如果你體重 63.5 公斤，那麼每天要喝約 2 公斤重的水。不過，每個人的身體狀況都不一樣，所以她建議大家在補水和增加飲食的保水食物含量時，同時觀察身體狀態。當你發現皮膚變得透亮、更有活力、專注力更集中、消化機能改善、睡眠品質提升，整個人也變得愈來愈輕盈、靈活，那就表示你喝進了最符合你需求的充足水量。

除了補充大量的液體，還可以攝取有益健康的油脂來提升身體的補水力。請從天然、未經加工的食物獲取這類油脂，例如奶油、橄欖油、酪梨油、椰子油、堅果，或富含油脂的魚類、草飼牛和羊，以及放養雞等，這些油脂都可以幫你的細胞補水。

柯恩醫師和吉娜・布里亞在《解渴》一書中解釋：「有了油脂，細胞才能喝到水。其實，水進入細胞前，需要先穿過一層油性屏障，即細胞膜。也就是說，即便你喝進需要的水量，萬一那些水無法穿過這層膜，細胞就喝不到這些水。」脂肪酸是構成細胞膜的主要成分，賦予了細胞膜柔軟的特性，所以細胞才能吸收水分。

柯恩和布里亞還特別提到：「學界許多最新重要研究指出，在維持細胞膜的柔軟度和保水度這一方面，omega-3 脂肪酸扮演著特別重要的角色。而且 omega-3 脂肪酸的功能不僅如此，還能提升細胞膜的表面積，讓更多水分和營養素進入細胞。」

因此，請務必將這些有益健康和補水的油脂，納入你飲食的一部分。此外，請避免食用加工食品裡的氫化脂肪，它會傷害和毒害細胞，導致細胞缺水（除此之外，加工食品還會「偷走」你體內的水分，因為身體需要花更多的水去代謝它們。這樣你就又多了一個遠離它們的理由）！

## 行動 4：讓生活更清淨無毒

你可以從保持房子整潔這個角度，思考維護筋膜整潔的觀念。在保持居家整潔時，天天隨手打掃，一定會比搞得超級髒亂後，再一次大掃除輕鬆許多。同樣地，天天清掃體內（筋膜當然是其中的一部分）的毒素，肯定會比一次清除掉累積在裡頭的毒素容易許多。

想要降低體內的毒素含量，可以從這幾點著手：

● **盡可能選購無毒、有機的產品。**購買居家清潔用品、護膚產品或化妝品時，先到美國環境工作小組（Environmental Working Group, EWG）的網站 https://www.ewg.org 看看，該網站針對這幾類產品建置了兩套資料庫「Guide to Healthy Cleaning」和「Skin Deep databases」。你可以在上面找到最無毒、有機的產品。

● **選購有機農作物。**購買農作物時，請先參閱美國環境工作小組整理出的「十二大農藥殘留作物」（Dirty Dozen）列表；採買這十二種蔬果時，盡可能選擇有機栽植者，因為非有機栽種者會殘留大量的農藥。相反的，他們的「十五大安全作物」（Clean Fifteen）列表則會告訴你，哪些蔬果就算選購非有機栽種者，也可以安心食用。

● **投資好的濾水設備。**潔淨的水就跟潔淨的食物同等重要。買個濾水壺、濾水器，經濟許可的話，或者在家裡裝一套適用全戶的淨水系統。

● **遠離塑膠**。不喝塑膠瓶裝水，是你能做到的遠離塑膠行為中，最重要的一個轉變，因為塑膠水瓶會溶出化學物質，汙染水質。改用不銹鋼或玻璃材質的水瓶裝水，就可以防堵這方面的塑膠汙染。另外，你也可以考慮把盛裝食物的容器或袋子，從塑膠換成紙、玻璃、不鏽鋼或其他無毒材質。

## 莎賓娜·阿特金斯醫師： 人體工作的「神奇力量」

阿特金斯醫師是奧蘭多運動脊骨神經醫學中心（Orlando Sports Chiropractic）的創辦人，也是NBA奧蘭多魔術隊和奧蘭多芭蕾舞團（Orlando Ballet）正式聘用的脊骨神經醫師。她的病人陣容可說是集結了各路的運動好手，有職業高爾夫球手、健力選手、武術專家、職業足球員，甚至還有牛仔競技選手。

### ▶ 運動員接受人體療法時，你在他們身上看過什麼成果？

我經常看到不可思議的成果。比方說，有的人已經被身上的疼痛折磨了一年半之久，但在我為他們進行一次療程，並給予一些建議後，他們就明顯感受到疼痛減輕了一半。等他們完成三次療程，那些疼痛徹底消失了。這種情況很常見，因為我們的個案多半是生活型態很健康的人，這一點也讓我的治療方式更容易見效，因為健康的身體反應會比較好。

我治療過不少肩膀或膝蓋疼痛的病人，一開始我會直接幫他們推揉個兩分鐘，這個時間足以活絡該處的本體感覺、血液循環和肌梭（muscle spindle）活性，然後他們就會覺得肩膀或膝蓋變得比較有力，也比較不痛。

▶ 在療癒筋膜這一塊，生活型態的影響有多大？舉例來說，假如兩個個案有一樣的筋膜問題，生活型態會如何影響他們對治療的反應？

生活習慣不健康的人需要比較多的時間接受治療，因為我不能一下子提供太強烈的治療。因此在治療之前，我會評估他們的整體狀態。如果他們的狀態允許我放手治療，就可以盡快改善痠痛症狀，他們可以更快擺脫不適。但如果他們的狀況不太好，我就必須放緩治療的強度，以比較保守的方式進行，必須花比較多的時間。

▶ 可以跟我們分享一、兩個你最津津樂道的案例嗎？

我有個個案髖部後側痛了好幾年，他完全束手無策，長期的折磨對他的心理健康造成了很大的影響。每位初次來訪的人，我都會整體評估，所以他第一次來找我的時候，我只針對他的軟組織稍微治療，打算看他的組織對這樣的治療有什麼反應。他第二次來看診時，我帶著他做了一些功能性的動作，然後針對髖部後側做了振動療法和一些軟組織治療，又整脊調整了一番。當次療程結束後，我評測他的狀態，發現他好轉得驚人——太神奇了。就這樣，他在完成第三次療程後，疼痛徹底消失了，從此以後沒再復發。

　　還有一位個案是消防隊員，有足底筋膜炎，嚴重到無法正常行走，只能跛著腳走路。他說，他的痛不是那種「只有早上剛起來，走的頭二十步會痛」的痛，而是「每一天都痛一整天」的痛。我頭兩次替他治療時，以為他真的發炎得非常非常嚴重，心想必須降低治療的強度，溫和地排除他體內的發炎反應，但完全沒有改善。因此到了第三次，我改變策略，大大加重治療的強度，就像是要治療到他的骨子裡一樣。最終我發現，他的問題根本與發炎無關，而是多處沾黏所致；這些沾黏的部位相互拉扯，才會導致他一走就痛。等到我把他身上那些沾黏都化開，他就恢復正常了！現在不但能衝浪，還能再次享受他喜愛的所有事情。

## 行動 5：睡眠很重要

我知道要一夜好眠並不容易，尤其是對過勞或壓力過大的人來說。可是睡眠對筋膜的健康至關重要，因為它可以讓筋膜不受打擾地好好修復和恢復自身狀態。

事實上，你對筋膜施加的壓力愈大，需要的睡眠時間愈長。相較於活動量比較少的人，那些活動量超大的人，例如運動員、舞者和瑜伽老師，需要的睡眠時間會比較長。

更重要的是，如果你有肌筋膜疼痛的問題，缺乏睡眠會使你陷入惡性循環，因為睡眠不足會增加你對疼痛的敏感度，導致更難入睡。由此可知，你一定要把睡眠當一回事，盡可能讓自己擁有良好的睡眠狀態。

### 找出身體需要多長的睡眠時間

傾聽身體的聲音，這樣你就會知道需要睡多久。有些人只睡六、七個小時就精神飽滿，有些人需要九個小時，或是更長的時間，才會覺得活力充沛。想要找出身體需要多長的睡眠時間，可以試試這套方法。

首先，在週五的晚上，關掉所有的裝置和鬧鐘，拉上窗簾，讓身體不受任何外在環境的影響，隔天自然醒。然後，隔天晚上再做一次。第一天晚上你可能會因為太累，睡到很晚。但到了第二天晚上，睡覺的時數就具有很大的參考價值，可以讓你了解自己需要多長的睡眠時間。

## 建立規律的就寢時間

為了從睡眠中獲取最大的好處，請建立規律的就寢時間，以及舒適的睡眠空間。以下是你可以努力的方向：

- 盡量每晚都在固定的時間上床睡覺。
- 至少在睡前一小時關閉 3C、調暗光線。看書、聽輕柔的音樂，或泡個澡（在泡澡水裡加一些瀉鹽，內含鎂能讓你更好睡），都很好。
- 保持涼爽舒適的室溫，選用可完全阻斷光線的窗簾，然後花點錢選購品質精良的寢具。
- 如果鄰居的噪音會擾你清夢，請買一台白噪音機。
- 在床柱上抹一點薰衣草精油。
- 睡前寫日記。寫下你的問題，還有想要怎樣解決，可以讓你在夜裡不再受這些思緒糾纏。
- 睡前一小時左右做一些伸展（請見第 4 章），讓自己放鬆，並為筋膜補充水分。

## 最佳的睡姿

同樣的，睡覺時也要注意睡姿，有些睡姿會使筋膜產生微創傷，必須避免。要避免筋膜因為睡姿受到傷害，請留意以下三點：

- 避免趴睡，因為為了呼吸，你的頭和脖子必須一直轉向某側。另外，趴睡會讓腹部的肌肉鬆弛，導致該處的筋膜變形。
- 如果你習慣仰睡——這是很好的睡姿——請不要墊兩顆枕頭。兩

顆枕頭的斜度太高，頸部無法保持在正常的弧度，會讓筋膜變得卡卡的。如果你有兩顆枕頭，應該一顆墊在頭下，一顆墊在膝蓋下方，這個姿勢可以減輕背部的一些壓力。

● 如果你習慣側睡，也是頭下墊一顆枕頭就好。再來，讓脊椎保持在一直線的狀態，所以頭要伸直、不可以往前縮，雙膝也必須併攏。在雙膝之間放一枕頭，也有助於保持良好的睡姿。

## 行動 6：運動，瑜伽、太極或皮拉提斯

筋膜喜歡運動，因為運動就是活動，活動能抽出筋膜裡的髒水，為它注入富含營養的淨水。

所以任何運動，只要不要做過頭，對筋膜都很好。你也不一定要做些高強度的運動，就算只是一些小小的肢體動作，也能對筋膜帶來很大的幫助。柯恩醫師建議，在一天之中，不時做些小動作活動全身的關節，就能有效活絡筋膜，例如轉一轉頸部，或是徒手做幾下彎舉的動作。不過，在這裡要特別跟大家討論三種運動，分別是：瑜伽、太極和皮拉提斯。這些運動能活動、伸展身體的每個部位，非常有效地活絡全身上下的筋膜。另外，動作「很緩慢」的特性，也是一大優點——這樣的活動方式最能有效汰換筋膜裡的水分。也難怪這三種運動都能使筋膜產生神奇的轉變，達到減少疼痛、改善平衡感和提升靈活度等功效。

學術界針對這三種運動做了不少研究，以下列出幾項研究的發現：

- 一項研究找了一群有頸部疼痛問題的物理治療師當受試者，發現有一套瑜伽動作能「顯著改善他們的健康、體能（力量）、頸部活動幅度、激痛點的疼痛閾值（即按壓到會產生不適感的臨界點），以及降低他們的失能和疼痛程度。」[4]

- 另一項研究發現，纖維肌痛症的患者光是打 12 週的太極，其症狀和生活品質就得到改善。其中一位研究人員還提到：「相較於治療纖維肌痛症的藥物，我們確實看到太極對患者帶來更大的幫助。其中有位曾得過關節炎，一直受慢性疼痛所苦的人甚至開心

地直嚷著：『不會痛了！真的都不會痛了！』」[5]

● 有個研究招募了 228 位長期有下背痛問題的人當受試者，將其分為三組。第一組做瑜伽，第二組做伸展，第三組則當對照組，研究人員只給了他們一本下背痛自我照護手冊，讓他們了解下背痛的原因，還有如何從改變生活型態減輕疼痛。研究結果顯示，相較於對照組，伸展組和瑜伽組在實驗結束當下和後續的追蹤中，疼痛的程度和止痛藥的用量都顯著較低。[6] 相關研究也發現，在舒緩慢性下背痛這方面，瑜伽跟物理治療一樣有效。[7]

● 某項研究針對皮拉提斯對乳癌的影響做了整合性分析（meta-analysis），發現皮拉提斯可以改善肩部活動幅度、生活品質、疼痛和上肢機能。[8]

● 一項研究找了一群因各式疾病而有慢性疼痛的病人，探討皮拉提斯對他們的幫助。結果研究人員發現，皮拉提斯能夠「改善受試者的生理機能，讓他們更能管控自身的狀態」。[9]

● 研究人員表示，容易跌倒的長者，若練太極，不但跌倒的風險降低了 43%，跌倒相關損傷的風險也降低了 50%。[10]

顯然，你的筋膜很愛這些動作緩慢的運動，所以請投其所好，在安排日常活動時，至少把其中一項排入行程。

## 霍華德・西柯爾醫師：
## 用皮拉提斯為筋膜注入活力

脊骨神經醫師霍華德・西柯爾（Howard Sichel），是 Power Pilates 的創辦人，也是前任經營者，該組織是全球最大的皮拉提斯教育機構。皮拉提斯這項運動是以發明者約瑟夫・皮拉提斯（Joseph Pilates）的名字命名，伸展、平衡和強化身體是這項運動的宗旨。最近，我與西柯爾醫師聊到了皮拉提斯對筋膜的強大影響力（順帶一提，我們是表兄弟）。

### ▶ 你什麼時候第一次聽聞皮拉提斯這項運動？

1982 年。當時有位叫 MP 的女子把我帶進了皮拉提斯的世界，她是一位大師級舞蹈老師。MP 來找我看診時，大概 70 歲出頭，可是她的身段不可思議的好，不但體態超級端正，身材也穠纖合度。基於她的年紀和主訴，我替她做了 X 光檢查。出乎我意料的是，檢查的結果竟顯示，她的頸椎、腰椎和胸椎都有嚴重的退化性關節炎。

在脊骨神經醫學裡，我們一向以檢測和 X 光的結果來診斷病人的狀況，並擬定合適的治療策略。然而，MP 的動作和體態與她的 X 光結果呈現出截然不同的樣貌。於是我跟她聊了一下，我說：「除了跳舞，你還做什麼活動嗎？」她說：「皮拉提斯。」我得知多年來，她一直跟著羅曼娜・克雷札諾夫斯卡（Romana

Kryzanowska）虛心學習皮拉提斯。

所以我去找了羅曼娜，開始把一些病人轉介給她。我立刻注意到，在皮拉提斯的輔助下，一旦我緩解了這些人的疼痛，之後他們就不再需要常常來找我報到了。他們後來找我看診，都是為了維持身體的平衡狀態，不是為了醫治急性或慢性病痛。

▶ 你不只修習皮拉提斯，最終還開了個人工作室。在步入皮拉提斯的世界時，最令你感到驚奇的是什麼呢？

為了搞懂皮拉提斯是什麼，我真的花了不少時間。它不單純是活動肌肉，而是用各種設備挑戰身體，挑戰肌肉和肌鍵，還有韌帶和筋膜。當然，那個時候根本沒人知道筋膜的存在。當時我只知道自己要開始針對一些軟組織治療，因為光是替患者整骨，並不能解決所有的問題。我意識到，我必須依照患者的主訴治療該部位周邊的軟組織，才能釋放該處的緊繃。以前我不知道筋膜這個東西，但我在治療的軟組織其實就是筋膜。

▶ 你可以簡單介紹一下皮拉提斯嗎？

皮拉提斯的目的是改善關節機能、活動幅度、體態和脊椎健康。起初，這項運動是以墊上動作和徒手鍛鍊的方式發展。後來，約瑟夫・皮拉提斯理解到，要讓大家更輕鬆地熟練這項運動，更進一步地挑戰自我極限，一定要有設備輔助。現在皮拉提斯發展出了多元的輔助設備，可以用來挑戰不同部位的肌肉和肌鍵，還有韌帶

和筋膜。

　　在皮拉提斯的世界裡，沒有什麼一步到位的鍛鍊，所有的鍛鍊都是由一連串的動作組成。因此，過程中，全身上下的筋膜都能得到釋放，並獲取滿滿的活力。做完一整套為時 55 分鐘的皮拉提斯，你一定會有充飽電的感覺。

　　大家走出皮拉提斯教室時，都會覺得自己變得不太一樣。它的矯正效果非常顯著，而且短時間內就能見效。

## ▶ 皮拉提斯會對筋膜產生什麼具體的影響？

　　體態不佳時，能量無法正常流動，筋膜也無法得到需要的活力。一旦你改善了體態，筋膜就會獲得能量，並在頃刻之間「動了起來」。不良的體態和不好的關節機能都會限制筋膜的流動性，當筋膜不再受到這些因素束縛，它的循環和能量就能更自在地流通。

　　人體是一個由能量組成的有機體，若想對抗老化和慢性病痛，唯一的對策就是透過活動放鬆筋膜、為它注入能量。

# 行動 7：應對你的壓力

當你備感壓力的時候，筋膜也會備感壓力。壓力會使筋膜收縮，導致它緊繃、結節和缺水。由此可知，減輕身上的壓力是你能為筋膜做出的最佳行動之一。

許多人想要跳過這一步，認為它不如營養和睡眠之類的事情重要。然而，布萊特・安德森（Brett Anderson）博士把它視為心理衛生（mind hygiene）的一部分——清空我們心中所有的垃圾，「如果筋膜是我們的目標，我們想要筋膜健康，就應該做些會促進正向思考的事情。」

幸好，你可以運用一些簡單技巧來減輕壓力，這些方法都很快捷又簡便，而且效果非常好。最近，有研究人員把一組抗壓技巧運用在照顧失智伴侶的照護者身上，想看看這些技巧對這些壓力超大的人會產生怎樣的影響。實驗期間，他們請照護者每天做這八件事：

①每天從日常生活中找出一件好事。

②告訴某個人（面對面交談或透過社群媒體）那件好事，讓照護者重溫那份喜悅的心情。

③寫感恩日記，列出他們覺得感恩的大、小事（這是我最愛做的事之一）。

④找出自己的一項優點，並回想最近曾如何發揮這項優點。

⑤設立一項簡單、可行的每日目標，然後持續追蹤進度。

⑥練習「正向思考」，碰到不愉快的事情時，試著用更正面的角度

重新評價那件事的意義。舉例來說，某位照護者對於要與先生一起散步這件事感到緊張，但當她轉個念，從正面的角度思考，就明白這件事很棒，因為這表示他們還能夠一起去外面走走。

⑦每天都為他人做一個小小的善舉。

⑧藉由專注當下，練習正念。

這項研究發現，在僅僅為期五週的實驗中，這套策略對受試者帶來了不小的影響，例如，他們的焦慮分數比對照組降低了 14%，憂鬱分數則降低了 16%。同時，他們也比較健康，對自己的人生和照護角色有比較積極正面的感受。[11]

## 用自我肯定來舒緩壓力

另一個很棒的減壓方法是「自我肯定」，在診所，我們也會教患者實踐這套方法。簡單來說，自我肯定就是把你的所有意念都集中在正面的想法上，不讓心思被負面和令你感到緊張的事情盤據。

自我療癒界的先驅露易絲‧賀（Louise Hay）說：「自我肯定打開了一道門，它是改變的起點。就本質來說，這個舉動是讓你跟自己的潛意識對話，告訴它：『我正在負起責任。我知道我能採取某些行動改變現況。』」[12]

請記住，「身體的一切，都是由大腦控制」。負面的自我對話使你認為自己會失敗，此舉會令你的壓力大增。正面的自我對話，會產生完全相反的效果：讓你覺得一切都在掌握之中，降低壓力。

拜現代影像科技所賜，現在我們可以實際看到自我肯定對大腦運作

的影響。幾年前，研究人員請一群成年人一邊接受功能性核磁共振造影，一邊針對自己的未來，在腦中想一些自我肯定的正向話語。相較於對照組（他們腦中想著無關自我肯定的事情），核磁共振的影像顯示，自我肯定組大腦中的重要獎勵路徑比較活躍。研究人員也發現，這些大腦中的轉變會轉化為現實生活中的改變，因為自我肯定組的受試者，後來都透過改善自身的生活型態，擁有比較成功的人生。[13]

我們喜歡把自我肯定想成一種「大腦的運動」——就跟身體的運動一樣，如果你每天都自我肯定，就會得到最大的好處。譬如，你可以對自己說出以下其中一句話：

- 「我可以掌握自己的人生，做出好的決定。」
- 「我此刻採取的行動會讓身體和筋膜愈來愈健康。」
- 「我現在的飲食方式能讓筋膜愈來愈輕鬆自在。」

你可以把自我肯定融入日常生活中，洗碗、刷牙或準備上班之類的時刻，都是對自己正面喊話的好時機。又或者，如果你想在塞車和排隊結帳時做點有意義的事，也可以在這個時候反覆對自己說些自我肯定的話。不論什麼時候，自我肯定都能把你心中的負面想法，轉換成更正面的想法。

## 用正念冥想來舒緩壓力

現代科學正在了解這項流傳百年的傳統展現出的功效：冥想對身、心帶來了一系列的好處，舒緩壓力也是其中一項。照著下列的幾個簡單步驟做，今天就可以開始冥想。

- 找一個安靜、不會被打擾的地方，把手機和其他 3C 裝置放在另一個空間。

- 平靜舒適地坐在椅子、坐墊或地墊上，雙眼可以睜開，也可以閉起來。緩慢且深沉地呼吸，專注感受空氣進、出體內的感覺。

- 腦中浮現想法時，不要抗拒，即使它們是負面的。相反的，請你一一檢視，然後讓它們輕輕飄過。接著把注意力重新放回呼吸上。你或許會發現，在每次吐氣說一句話或一個字，比較容易專注在呼吸上。

- 結束冥想時，不要急著起身，繼續靜坐一到兩分鐘，留意周邊環境和身體的狀態，例如你聽到的聲音、看到的事物、身體是冷是熱、感受到怎樣的情緒。然後想想，在這天剩餘的時間裡，你想做些什麼。

剛開始冥想時，心思可能會很躁動，很難沉澱下來。不過只要持續練習，就會漸入佳境，自然而然地靜下心來。

假如你覺得自己太忙，沒辦法撥出一段時間冥想，可以做所謂的「動態冥想」（moving meditation）。在遛狗、做家事，或蒔花弄草的時候，把注意力放在呼吸、周邊環境，以及你身體和情緒的感受上。

「感受當下」，而非你手上正在做的日常瑣事。只要這麼做，你的心神就會因此重新振作起來，與此同時，你還能同步完成另一件待辦事項。

## 想要釋放壓力，請做個「廢柴」！

還有一個釋放壓力的方法：當個廢柴。不要誤會我的意思，我不是要你廢到去踢家裡的貓，或是對孩子大吼大叫。我所謂「當個廢柴」，是要你停止不斷逼迫自己。每隔一陣子，就對自己說：「接下來兩個小時我要徹底放空，只做一些輕鬆愜意的事情。」然後躺在床上、去街上逛逛、追劇，或整理收納襪子的抽屜。總之，愈廢愈好。

許多人時時刻刻都猛踩著油門——我懂，也常因此對自己感到內疚——但車子沒油的時候，你不能還一直要它跑。不要為了追求完美，一直把自己逼到極限。以 80 分為目標就好，這樣你就不會把自己（和你的筋膜）逼到發狂。

絕大多數人都會等到度假或週末時才當個廢柴，但如果非要等到那個時候，你可能也快把自己榨乾了。更好的做法是，每週固定安排一小段「耍廢時間」，你會發現這個舉動為生活帶來很大的轉變。

## 邁出第一步

你在生活中的每一項正向**轉變**，都會讓筋膜變得更幸福、更健康。所以，即刻就選出第一個目標，好好落實。一旦這個改變成為習慣，你就可以選出下一個目標。

隨著日子一天一天過去，你會吃得更健康、攝取更充足的水分、接觸較少的毒素、睡得更好、做更多運動，還會感受到更少的壓力——這些全都會讓你的筋膜變得更好。

# CHAPTER **8**

# 專家如何協助你解決棘手的
# 筋膜問題

● ● ● ● ● ● ● ● ●

到目前為止，我已經把可以自行練習的筋膜放鬆方式都告訴你了，從伸展，到按摩滾筒，再到改變生活型態。不過，假如你的筋膜問題是中度或重度程度，就不能單靠這些自己來的方法（雖然它們對你仍有幫助）。在這種情況下，你一定要尋求專家的協助，請他們替你找出病灶，並對症下藥。

更重要的是，一定要盡快，因為嚴重的肌筋膜問題在未接受治療的情況下，不會自己慢慢變好，只會愈來愈糟。

別忘了，筋膜是連動的，只要哪個部位變得卡卡的，就會在全身引發一連串的連鎖效應。舉例來說，如果一腳有足底筋膜炎，卻沒治療，那麼為了避免刺激到那隻腳，你走路的步伐就會開始失衡。日積月累之下，你的腿部、背部，甚至是頸部，就會出現激痛點。

因此，千萬不要拖，也不要有「或許會自己好起來」的想法。愈快尋求協助，問題就愈不會擴大，也愈容易解決。

## 協同照護

在專家協助這方面，並沒有什麼人人適用的治療方案。以我們診所為例，在治療同樣都是膝關節受損的個案時，我們為專業運動員設計的療程，可能與中年上班族的療程完全不同。就跟這些個案一樣，你也需要針對個人的問題、能力、目標和生活型態，擬定一套專屬於你的療程。

正因為如此，我才會建議你去整合醫學中心看診。在這類醫療中心，專業人員不會只給你一份處方箋，或是千篇一律的建議。取而代之的，他們會努力找出你問題的根源，並透過天然、非藥物性、非侵入性或侵入性極低的方法，設計一套解決這些問題的療程。另外，相較於從單一、兩個、三個或是四個面向著手，他們會盡可能從不同的多面向處置你的問題，讓你得到更全面的幫助、獲得更好的成果。

像我們診所這樣的整合健康中心多半聘有大量職員，而且涵蓋下列專業人員：

- 整合醫學醫師：如果你到我們這類的醫療中心看診，他通常是你第一個見到的人。這位醫師會詳細了解你的病史，評估你的整體狀態，然後為你安排檢查。有了這些基本資料，之後你就能得到專屬的治療計畫。

> **TIPS**
>
> 在美國，醫生的學位頭銜有兩種，醫學學位（doctor of medicine, M.D.）和骨科醫學（doctor of osteopathy, D.O.）學位。我們把有骨科醫學學位的醫師稱做整骨師或整骨醫師；這兩種學位的醫師都可以在美國行醫。一般來說，骨科醫學學位的醫師，接受的醫療訓練與醫學學位的醫師相同，但會再修習整骨療法。

● 復健科醫師：提供受傷和失能者專業協助。復健科醫師又暱稱為「生活品質醫師」，因為他們不只關注個案的傷處，還會留意個案生活的各個面向，包括情緒、社交和職業。在我們這類的中心，個案的治療計畫會由復健科醫師擬定，再協同其他醫師一起執行。

● 脊骨神經醫師

● 物理治療師

● 針灸師

● 按摩師

● 有受過伸展和或筋膜療法等專業訓練的個人教練

● 各種指導老師，教授有益筋膜的運動，例如瑜伽、皮拉提斯和太極等

● 營養師和或健康營養顧問

● 筋膜治療師（例如精通羅夫結構整合療法、費登奎斯和亞力山大技巧的各路專家）

　　你的筋膜治療計畫可能會囊括多位不同領域的專家，在這段過程中，每一個人會為你帶來不同的幫助。在肌筋膜界，不同領域的專家常爭論著諸如「是雞生蛋，或蛋生雞」的問題：是脊骨錯位造成肌肉緊繃，還是肌肉緊繃造成脊骨錯位？不良的骨骼排列會導致肌肉緊繃嗎？緊繃的肌肉會拉扯到脊骨嗎？神經受到擠壓會導致肌肉收縮嗎？答案是：會，它們都會發生。但誰先誰後重要嗎？不重要。因為完善的治療計畫會同時解決肌筋膜緊繃和脊骨錯位的問題。

　　在這一章，我會向你介紹一些整合醫學中心提供最常見的肌筋膜療法。

## 克莉斯汀娜·郝： 羅夫結構整合療法和筋膜

克莉斯汀娜·郝（Christina Howe）是羅夫結構整合療法學院（Dr. Ida Rolf Institute）的執行總監，這個學院教授的肌筋膜技巧，是羅夫博士在 1900 年代早期創建。

### ▶ 請簡單介紹一下羅夫結構整合療法

基本上，愛達·羅夫博士認為，筋膜對整體健康的影響力比我們當時以為的還要大。她也意識到重力是一股不斷向身體施壓的力量，這股力量會導致人體的結構失衡，讓我們出現像是骨盆腔歪斜、頭部前傾，或胸腔歪斜等狀況，有時候這些問題還會因為受傷和基因問題加劇。

如你所知，身而為人，身體結構本來就是要我們呈現直挺挺的姿態。不過我們在生活中承受的重力、傷害，甚至是情緒，都可能讓我們的結構失去該有的排列。因此，羅夫博士開始從全人的角度尋找這個問題的解方，想要讓人體更能抗衡重力的影響，同時獲取更多的能量、更自在地活動。

後來羅夫博士發展出了「十堂課」（Ten-Series），透過這一套由 10 大主題構成的課程，達到這個目的。前面幾堂課的重點在下肢，幫助穩固自我，與大地連結。接著，課程的重點轉向身體的核心部位，也就是骨盆至胸、頸這一區塊。接著鍛鍊上肢，就是肩

部到頭部的部分。到了最後的三堂課，重點在於整合。羅夫結構整合療法相當重視整體概念，它把人體從頭到腳連結在一起，並仔細體會各部位之間是如何分工合作。

### ▶ 進行療法時，為什麼指導者需花很多心力教育個案？

進行羅夫結構整合療法，不只是為了讓人能直挺挺地站著，而是為了讓他們好好走跳人生，所以教會大家正確的活動方式、如何讓身體適應新的活動方式，是這套療法非常重要的一塊。我認為，這也是它有別於其他撫觸療法（touch therapy）的地方。其他的撫觸療法也很棒，但我覺得，羅夫博士理解到，唯有教育大眾，讓他們學會正確的活動方式，並內化為日常生活的一部分，才能真正發揮這套療法的意義。因此對羅夫結構整療法而言，擁有正確的觀念，就跟學會結構整合的技巧同等重要。

### ▶ 運用羅夫結構整合療法可以解決哪些類型的問題？

各式各樣的問題，我幫助過腦性麻痺和創傷後壓力症候群的患者，也幫助過多發性硬化症和關節炎的患者。羅夫結構整合療法會全面性改善個案的身心狀態，它是一種針對筋膜、骨頭排列和重力設計出的「整體性」療法，可放鬆身體，而且似乎能觸發某種療癒機制。

▶ 愛達・羅夫寫到,雖然羅夫結構整合療法不是主打心理治療的療程,但對身、心都能發揮放鬆的功效。你本身有這樣的體會嗎?

真的是這樣,在替某些人做羅夫結構整合療法時,他們會覺得心情變得輕鬆許多。這種情況也會發生在按摩,甚至是跳舞的時候。我們的身體會運用細胞、筋膜或肌肉記住受過的創傷,而透過撫觸,這些記憶似乎能從中釋放。

## 脊骨神經治療

脊骨神經醫學是以脊椎為健康的中心,探討肌肉、筋膜與脊椎之間的關聯性。這套觀念的歷史相當悠久,早在古希臘時代,西方醫學之父希波克拉底(Hippocrates)就曾說過:「脊椎可以窺見所有疾病的根源。」

就許多層面來說,「體態」可說是脊骨神經照護的關鍵,因為脊骨要以最佳的狀態排列,體態一定要好。簡單來說,脊骨神經照護的目標,就是改善病人的體態和骨骼排列方式。

不良的體態會對人體的軟組織造成極大的壓迫。舉例來說,一個有「烏龜頸」的人,其負責把顱骨底端、肩膀與中背部連在一起的肌肉和筋膜,就會承受極大的壓力(請參考第 50 頁針對「簡訊頸」的內

容），導致微創傷。一旦我們矯正個案的體態和骨骼排列方式，他／她肌筋膜組織就能夠恢復到更健康的狀態。

脊骨神經醫師能調整人體所有骨頭和關節的排列，脊椎則是最優先調整的部位。脊椎的骨頭、關節與肌筋膜組織有著緊密的連結，所以針對脊椎的任何調整，都會對周邊肌筋膜組織帶來正面的影響。調整了脊骨，肌筋膜組織卻沒受到半點影響的情況，不太可能發生。

研究顯示，針對脊骨神經治療的成效斐然。例如，有一組研究人員找了一群有下背痛問題的受試者，比較脊骨神經治療和傳統療法的影響，結果他們表示：「在接受了一個月的療程後，相較於家庭醫師醫治的病患，接受脊骨神經醫師醫治的患者表示他們的下背痛有所緩解或是大為好轉。脊骨神經組有 56% 的受試者覺得下背痛好轉或好多了（傳統療法組僅 13% 的受試者有這種感覺），另一方面，傳統治療組卻有三分之一的受試者表示，他們的下背痛更嚴重或惡化許多。」[1]

脊骨神經治療往往能替個案排除動刀的需求，尤其是背部手術，這類手術不只危險，經常無法有效減輕疼痛。2015 年，一項以背部損傷者為對象的研究發現，「從降低開刀機率這方面來看，脊骨神經治療的成效非常好。一開始就由脊骨神經醫師診治的人僅有 1.5% 會走到手術這一步，但一開始就由外科醫師診治的人，有 42.7% 都要開刀。」[2]

脊骨神經治療也能大幅降低患者的鴉片類藥物用量，眾所皆知這類藥物具成癮性。最近有一項研究檢閱了新罕布夏州的保險理賠紀錄（在排除年紀因素後，該州的藥物過量死亡率是全美第二高）。他們發現，在非癌症導致的下背痛病患中，接受脊骨神經治療者，其處方箋中含有鴉片類止痛藥的機率，比未接受脊骨神經治療者低 55%。[3]

　　除了改善體態和減輕疼痛，脊骨神經治療還可以增加肢體的靈活度、提升平衡感，並讓身體的整體機能更有效率地運作。最重要的是，相較於手術和傳統醫療的費用，它的費用親民非常多。這也難怪美國每年有 3,300 萬人找脊骨神經醫師幫忙。[4] 這群人是成就「脊骨神經優先」這股浪潮的一份子：在訴諸高風險的手術或可能成癮的藥物前，他們想要先嘗試這類安全、有效、非侵入性且平價的治療手法。

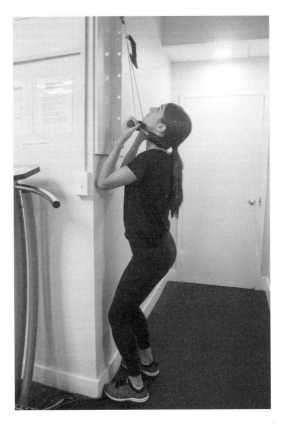

派特龐頸部拉伸（Pettibon Cervical Stretching）：
這款脊骨神經拉伸能非常有效地緩解頸部和下顎疼痛。

## 被「撕裂」的聲音

就跟許多人一樣，我從未發自內心喜愛伸展。我知道它很重要，但我不會主動去做，因為它給我的感覺不太好。

後來，在幾年前，我接觸到了主動獨立伸展這套伸展方式。一開始，我是在《華頓式伸展書》看到這套方法，那本書是我老婆介紹的——她是一位運動生理學家和教練。用這套方法伸展時，你只需要保持伸展的姿勢幾秒鐘，不需要像靜態伸展那樣，持續伸展一分鐘左右。

我發現這類動態伸展，可以同時伸展到淺層和深層筋膜，而且做起來也比靜態伸展舒服、好上手。更棒的是，我很喜歡它帶來的成果。我去華頓的診所接受進一步診治，最後還成了診所的一員，並把主動獨立伸展融入到我對個案進行的脊骨神經治療中。

從華頓那裡學到主動獨立伸展後，我還與創造這套方法的專家亞倫·馬特斯修習這種伸展技巧。他在指導我時，會與我分享一些小經驗，當時我從沒想過，不久之後，這些小經驗竟會拯救了我，讓我沒因當下的狀況慌了手腳。

有一次，馬特斯一邊示範某個伸展動作，一邊對我說：「有時候，你會一邊伸展，一邊聽到紙張撕裂的聲音。」我隨口應和：「當然，什麼情況都可能發生。」但坦白說，我覺得這件事聽起來很虛無飄渺。

之後，我診治了一名叫做肯的男性個案。他有頸部疼痛、嚴重圓肩和頭部前移的情況，很適合做主動獨立伸展。不過，在我反覆拉伸肯的右側斜方肌到第三、四次時，我聽到一陣像撕開電話簿的聲音，肯大喊：「怎麼回事？」

我心想：「我弄傷他了嗎？」幸好，我想起了亞倫跟我說過的事。我要肯放心，一切都正常，然後跟他一起從剛剛的緊張氣氛中放鬆下來，接著他說：「哇，我現在感覺好多了。」

自此之後，我在伸展時還聽過很多次這樣的撕裂聲，不過，現在已經不會嚇到了，我知道這是個「好兆頭」。因此，假如你也碰到這種情況，請不要驚慌，這表示你的筋膜正逐漸放鬆。

## 拔罐

游泳健將邁克爾・菲爾普斯在 2016 年奧運大放異彩時，曾做過「拔罐」這種肌筋膜療法。很快地，這項技法形成了一股潮流，在專業運動員和好萊塢群星之間流行起來。雖然歐美近年才興起拔罐的風潮，但它其實是歷史非常悠久的技法，早在西元前 1500 年的埃及與西元 20 年的中國，就已經有人使用拔罐改善身體狀態。

拔罐時，治療師會用真空幫浦，或透過加熱罐子在罐內創造真空環境，讓罐子溫和地吸附在欲拔罐部位的皮膚上，停留約 2 到 15 分鐘。我們診所提供拔罐療程的醫師大衛・哈許米普爾（David Hashemipour）解釋，這個吸附皮膚，讓皮膚稍微與下方組織分離的過程，可以把筋膜和肌肉之間的沾黏拉開。「另外，」他說：「拔罐還可以增加該處的血流量。拔罐後，大量的血液湧向該處，所以那個地方才會變紅。這個大幅提升血流量的反應，不但有助沾黏的分離，還有抗發炎的效果——就像是在幫那個部位大掃除。」

2016 年，哈許米普爾醫師也是奧運醫療團的一員，專門為需要幫

助的運動員提供醫療服務。在這段經歷中，他最津津樂道的回憶，就是替一位游泳選手在比賽前一天，解決了斜方肌無法正常活動的問題。那位選手很擔心，因為他知道那個卡卡的感覺會影響他比賽當天的表現。但在拔罐和針灸（請見下一個段落）之後，哈許米普爾醫師描述：「他說，『噢！卡卡的感覺完全消失了！』他超級開心。」

除了抗發炎作用和提升血液循環，研究人員推論，拔罐的功效可能還與其他幾個面向有關：一個是打斷膠原蛋白的交聯結構，另一個則是活化筋膜裡的機械性刺激感受器。[5]

不管拔罐背後的理論到底是什麼，有不少研究指出，它確實有顯著的療效。例如：

- 2019 年，一項以 21 位年輕人當受試者的研究發現，拔罐可以改善受試者髖關節和膝關節的活動幅度。[6]

- 在另一項研究中，下背痛的人接受拔罐後，都表示疼痛明顯緩解、活動幅度顯著改善。對此，研究人員得出這樣的評論：「對亞急性和慢性下背痛的人來說，中式拔罐或許是一種低風險、又可迅速減緩相關症狀的治療手法。」[7]

- 科學家為了了解拔罐對腕隧道症候群的影響，把受試者分成兩組，一組只接受物理治療，另一組則同時接受物理治療和拔罐。結果，相較於只做物理治療的受試者，物理治療和拔罐組受試者的症狀顯著改善。[8]

- 研究人員針對用拔罐治療頸痛的主題，檢閱了 18 項不同的研究，發現拔罐能顯著減輕疼痛、提升機能，以及改善生活品質。[9]

哈許米普爾醫師說，只要正確操作，拔罐不會造成傷害。它或許會留下印記，但一般情況下，這些印痕頂多持續 24 小時，不會更久了。

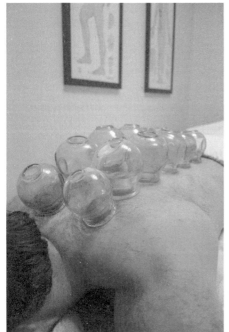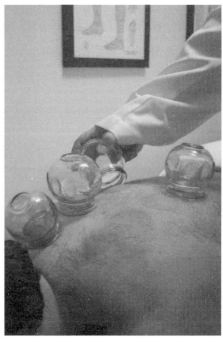

拔罐器具和拔罐後留下的印記。

## 針灸

　　在我們診所，哈許米普爾醫師除了會為個案拔罐，也會替他們針灸——另一項歷史悠久的技法。

　　事實上，哈許米普爾醫師提到，中醫是全世界最早的筋膜治療師。「我們把針扎入皮膚時，一定要拿捏好插針的深度。」他說：「在中醫，這是針灸的精髓。你不只要知道在哪裡下針，還要知道針要入到多深的位置。兩千年前，他們根本不曉得『筋膜』這個詞彙，只在書中這樣描述：『針要入到肌膚之下、肌肉之上的位置』，而這個位置正是筋膜所在之處。」

　　多虧海琳・朗之萬和其同仁的研究，我們現在才能知道針灸對筋膜有非常大的影響力。幾年前，他們的研究團隊從大鼠身上取下一塊腹部組織，然後透過顯微鏡觀察，針灸的針插入大鼠腹壁組織後旋轉，會對這些組織造成什樣影響。

　　朗之萬在《科學人》（The Scientist）雜誌的一篇專欄中提到：「我們在顯微鏡底下看到極為驚人的畫面：針灸針旋轉後，皮膚底下那些鬆散的結締組織就開始機械性地向針體靠攏。就算旋轉的幅度很小，也會導致該處的結締組織以針體為中心纏繞，就像是義大利麵纏繞在叉子上那樣。這樣的纏繞能伸展到周邊的結締組織，因為針體的動作會牽引它們。透過超音波，我們證實相同的現象也會在活體組織中發生。」[10]

　　其他研究則表示，針灸會引發一連串的化學反應，像是減少發炎

性細胞激素、增加 T 細胞，還有提升腺苷、神經胜肽物質、類鴉片胜肽、胜肽激素和幹細胞等。[11] 這也難怪針灸的功效如此強大又廣泛，從背痛到頭痛都能舒緩。[12]

## 按摩療法

肌筋膜療法常結合了古、今醫學的精華，按摩就是最佳的例子。

差不多五千年前，中國就有詳載按摩相關技法的書籍。埃及、日本、希臘和印度的古文和繪畫也顯示，當時就有人用按摩改善身體上的不適。

今日，在現代工具的輔助下，我們對按摩背後的科學也有了愈來愈多的認識。比方說，現在我們知道按摩會改變腦波圖的型態、迷走神經的活性，以及皮質醇的含量。[13] 功能性核磁共振造影的影像還顯示，按摩會改變大腦部分區塊的反應，例如杏仁核（amygdala）、海馬迴（hypothalamus）和前扣帶皮質（anterior cingulate cortex）——這些區塊全都與壓力和情緒調節有關。[14]

按摩的好處百百種，相關研究更是不勝枚舉，以下列出的發現，只陳述了一小部分功效：

- 一項以慢性下背痛患者為受試者的研究發現，相較於一般照護，按摩更能有效緩解疼痛、減少臥床時間和請假天數、降低非類固醇抗發炎藥物用量。研究人員還補充：「最值得一提的是，按摩組有 36% 到 39% 的受試者認為，他們的背不再那麼痛，或是完全不痛了；但一般照護組的病人，僅 4% 有上述感受。」[15]

- 在另一項研究中，15 位罹癌女性接受了芳香按摩療法。研究人員表示：「芳香按摩療法在她們的身、心層面幫助甚多，像是：提升了整體的舒適度、更放鬆，舒緩了疼痛感、肌肉緊繃感、淋巴水腫和麻木感，以及改善了睡眠、能量狀態、胃口和心情等。」[16]

- 另一組研究人員找來 46 位手痛的成年人，隨機分為兩組，一組安排按摩療法，一組安排傳統療法。研究人員指出：「經過為期四週的實驗，按摩組的疼痛緩解比較多，握力的強度也增加比較多，而在焦慮、憂鬱和睡眠障礙等評測中得到的分數也比較低。」[17]

- 為了探討按摩對運動傷害的影響，研究人員找來了 11 位年輕男性，他們的四頭肌都因高強度鍛鍊受到急性損傷。他們表示：「在治療因運動受到急性傷害的骨骼肌時，按摩療法之所以能幫上忙，似乎是因為它能緩解發炎反應，還有促進粒線體新生（mitochondrial biogenesis）。」[18]

- 重度燒燙傷患者的傷疤通常又痛又癢。一項以 146 名燒燙傷患者為受試者的研究發現，在他們的康復計畫中加入按摩療法，能夠顯著舒解傷疤的厚度、疼痛、搔癢和泛紅等不適。[19]

- 有約三分之一的多發性硬化症患者，在接受其他醫學治療的同時，也接受按摩療法，最近的研究顯示，按摩能有效減輕多發性硬化症患者的疼痛和疲倦感。[20]

按摩治療師會用多元的手法放鬆筋膜組織，像是滑、撫、揉、擦、

壓、敲和振。坊間有數十種按摩方式，讀者可依各自需求挑選，從溫和放鬆的瑞典式按摩，到針對沾黏和疤痕組織的深層組織按摩，甚至還有專門為運動員、孕婦或長者設計的按摩。

在我們這樣的診所，按摩治療師會先評估你的醫療需求，再決定哪一種按摩方式最適合你。如果你沒辦法到整合醫學中心看診，又是第一次接觸按摩世界，瑞典式按摩或許是不錯的入門選項。

按摩的時候，請詢問治療師，你身上有哪些激痛點是自己平常也可以按的，請他示範給你看。若能專業和「自助」按摩雙管齊下，你將體會到更多的好處。

## 肌能系貼布

觀看重要體育賽事時，你一定會看到運動員的雙臂、雙腿、背部或雙腳貼著五彩繽紛的貼布。這些貼布可不是為了裝飾，而是為了提升表現，還有降低運動傷害造成的疼痛。

貼在皮膚上的肌能系貼布會產生一股反作用力，把肌膚拉離筋膜組織。運動肌貼品牌洛克貼（RockTape）的共同創辦人史蒂芬·卡波比安可（Steven Capobianco）說，這類貼布就像是一個提把，能幫使用者把皮膚提起來。

透過骨骼肌肉系統超音波觀測，我們可以看到，這類貼布確實可以把皮膚提起約 1 到 3 公厘，為該部位的組織創造出更多的滑動空間。

有下列這些問題時，專家都會運用肌能系貼布來治療：

● 膝關節損傷

- 夾脛症
- 大腿後側肌群損傷
- 足底筋膜炎
- 網球肘
- 背痛
- 肩袖損傷
- 腕部損傷

　　除了能緩解疼痛，肌能系貼布還可以提供支撐和穩定性、降低受傷風險、軟化疤痕組織、促進血液循環與淋巴系統的流通。專家也會運用貼布改善體態，因為它可以「重新教育」身體站挺和坐正，不要彎腰駝背。

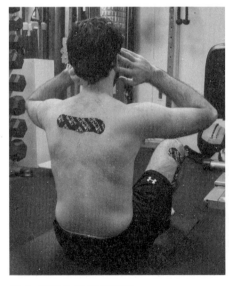

貼在背部有助抬頭挺胸

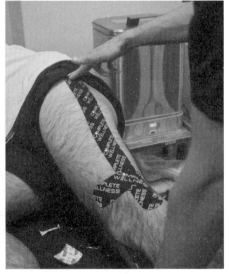

貼在腿部可緩解髂脛束疼痛

最早的肌能系貼布是加瀨建造（Kenzo Kase）醫師在 1977 年發明，他是一位日本脊骨神經醫師。不過，現在的肌能系貼布已發展出很多款式，提供治療師很多不同的選擇。一開始，醫師對這類貼布的功效還半信半疑，現在已有不少研究證實它的功效：

- 一項研究以 65 名有下背痛問題的孕婦為受試者，提供兩種治療方式：一種只給予乙醯胺酚，一種給予乙醯胺酚搭配肌能系貼布。研究人員得到這樣的結論：「從各方面的評測結果來看，肌能系貼布組的表現都顯著優於對照組。」[21]
- 另一項研究召募了 43 名有下背痛問題的受試者，隨機給予肌能系貼布和安慰劑貼布，結果發現：「治療期間，肌能系貼布減輕了那些非急性、非特異性下背痛受試者的劇痛感。」[22]
- 一項研究發現，女性在做等速鍛鍊時，大腿前側貼著肌能系貼布，能增加她們四頭肌的力量。[23]
- 研究人員探討了手部肌能系貼布對女性握力的影響，結果發現，不但能增強握力，效果還能持續 48 小時。[24]
- 一項研究比較了足底筋膜炎的兩種治療方式：震波療法和肌能系貼布，結果發現兩者皆能改善受試者的疼痛、機能和生活品質。[25]
- 研究人員以乳房切除者為受試者，探討肌能系貼布對淋巴水腫的影響。結果發現，受試者的腫脹和疼痛、手部握力，還有生活品質，都因此獲得改善。[26]

另外，還有一項引人注目的研究，以 32 名外科醫師為受試者。外科醫師在開刀時，會連續好幾個小時都呈現非常不符合人體工學的姿

勢：頭部前傾，拉長脖子往下看，再加上緊繃、高壓的工作環境，簡直是對筋膜施加了「暴風級」的壓力。

在這項研究中，這些醫師會在沒貼任何東西的情況下開刀，再於另外幾天貼著肌能系貼布開刀。醫師表示，他們覺得貼著貼布的那幾天，頸部和下背部不再那麼疼痛；評測結果也顯示，那幾天他們的肢體活動度比較好。研究人員說，即便後來實驗結束了，這些外科醫師在施行長時間的手術時，還是會先貼上貼布再動刀。[27]

跟那種把身體的某個部位固定住的貼布不同，肌能系貼布能讓身體自在活動。這類貼布有很多種張力，治療師會根據你要處理的肌筋膜問題，揀選張力合適的貼布。肌能系貼布防水，所以可以貼著它游泳或淋浴，而且黏性可持續好幾天，讓每次療程的功效更持久。

除了立即見效的好處，肌能系貼布緩解疼痛的功效，甚至會延續到撕掉之後。最近，卡波比安可告訴我：「我們貼肌能系貼布的目的不是要個案離不開它，而是透過它調整大腦和神經系統，讓它們相信你能毫無疼痛地活動這件事。」

## 激痛點注射

激痛點注射是直接在緊繃肌肉的「緊繃帶」注射。這些緊繃帶裡有「形成結節」的肌肉纖維，以致該部位的肌肉會非常緊，又塞滿排不出去的毒素。

當針頭穿過筋膜，插入肌肉的緊繃帶時，肌肉會抽動。這個抽動的現象發生時，表示緊繃的肌肉纖維正在放鬆、釋放出裡頭的毒素，而緊繃的肌肉也會慢慢伸展開來。由於肌肉和筋膜之間密不可分，所以不只是肌肉，筋膜也會因而鬆開。

注射激痛點時可以添加利卡多因之類的麻醉藥，幫助肌肉和筋膜得到更深層的放鬆。不過，就算沒有添加麻醉劑，只用所謂的「乾針」治療，也可在肌肉和筋膜間引發相同的抽動和放鬆現象。

醫師或物理治療師可以對身體的任何部位施以激痛點注射，只要那個地方有筋膜或肌肉，而且沒有任何骨頭擋住。他們最常在胸頸處（即頸部和上背部）注射，因為現代人常長時間處在頭部前移的低頭姿勢，讓這些部位的肌肉和筋膜承受莫大的壓力。

激痛點注射不單單是一種救急良方，還能發揮強大的預防功效。在診所，我們會與物理治療結合，幫助個案強化肌肉、舒展筋膜，打造放鬆、平衡的身體結構。此舉不但能預防肌肉痙攣，還可以避免激痛點生成。

愈來愈多的研究證實激痛點注射的安全性和有效性，愈來愈多醫師建議患者接受這種治療。[28] 舉例來說，《美國家庭醫學委員會期刊》

（*Journal of the American Board of Family Medicine*）裡一位醫師寫了這麼一段話，鼓勵家庭醫師考慮這種醫療介入方式：「乾針療法是一種侵入性極低、費用低廉、好操作又低風險的治療手法。」[29]

## 激痛點療法與針灸的差異

針灸和激痛點療法（在沒使用麻醉劑的條件下，又稱乾針療法）都會用到針。儘管如此，兩者之間還是有著很大的差異。

針灸是源於傳統中醫一種悠久醫術；激痛點療法則是源於西方，幾十年前才開始蔚為風潮。針灸能夠解決各種疑難雜症，例如疼痛、壓力或失眠等；激痛點療法只針對肌筋膜方面的疼痛和緊繃治療。

針灸講求的是平衡全身的能量流動狀態，所以執針者會將針插入受治者身上的「經絡」——即人體的能量渠道——讓針體停留 15 分鐘左右。相對的，在施以激痛點注射時，治療者不會讓針停留那麼長的時間，一旦抽動現象出現，就會移除針體，因為這表示肌肉已經開始放鬆。

值得一提的是，雖然這兩套方法大不相同，但梅約診所（Mayo Clinic）的彼得‧多爾夏（Peter Dorsher）的研究顯示，不論就解剖層面或臨床經驗來看，針灸的下針處和激痛點的位置相當類似。

在這項研究中，多爾夏發現，就解剖學來看，常見的激痛點位置中，有至少 92% 與針灸的下針處相呼應；若從臨床經驗來看，這樣的重疊率更高達 95%。「這表示，」他說：「在解決疼痛問題時，針灸下針的穴位與激痛點所處的位置相同，而激痛點產生轉移疼痛的路徑，就是循著兩千年前中國人說的針灸經絡走。」[30]

## 振動療法

　　全身性振動療法是常見的肌筋膜療法之一，只要有一台振動訓練機，可以坐著做、站著做、躺著做，或是一邊活動、一邊做。

　　這樣的振動可以讓肌筋膜系統全面動起來，活絡從頭到腳的組織。振動療法對身體的平衡和循環有很大的幫助，在運動員之間更是大受歡迎，因為能提升肢體的平衡感和敏捷度，幫助他們預防或減緩鍛鍊後的肌肉酸痛。[31]（另一個附加好處是，有助骨骼建造，這就是為什麼太空人會用振動訓練機來對抗無重力狀態造成的骨質流失）。

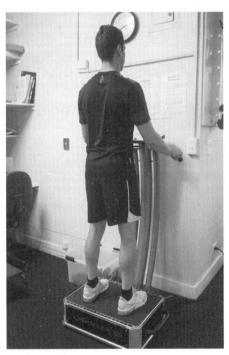

　　治療師也會用有振動功能的按摩滾筒，或是筋膜槍為個案治療特定的激痛點。下圖為我們診所使用的振動訓練機。

站著使用振動訓練機

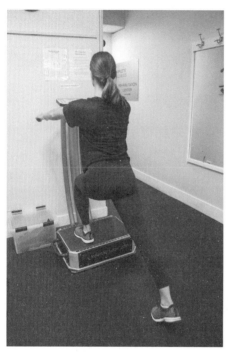 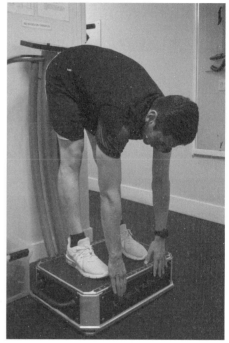

一邊做弓箭步伸展，一邊使用振動訓 一邊做體前彎伸展，一邊使用振動訓
練機 練機

## 矯形輔具療法

矯形輔具療法會為個案量身打造一雙鞋墊，以矯正個案異常的足弓弧度，讓他們的足弓恢復正常結構，而這樣的轉變不僅僅會改善腳的狀況，往往還能連帶舒緩全身的筋膜問題。

我們診所的復健科醫師席洛‧克拉瑪（Shilo Kramer）就常常為個案安排矯形輔具療法，他解釋：「個案的足弓若太平或太高，都會加重足底的壓力，而這股壓力不只會影響到足底筋膜，還會往上映及小腿、膝蓋、大腿、髖部和背部等部位。這個時候，只要把足弓擺正了，就能排除這股壓力，讓筋膜和特定部位的肌肉不再受到壓迫。所以矯形輔具不單純是減輕久走或久站者腿部負擔的避震器，實際上，還具備矯正結構的功效。」

除了可以利用矯形輔具來矯正足弓，還可以處理長短腿的問題。下圖是我們診所使用的矯形輔具：

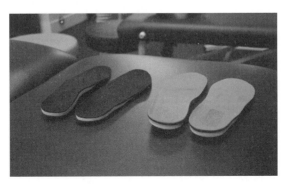

兩種不同款式的矯形輔具

## 生活型態療法

達娜・柯恩醫師在第 2 章分享過貝蒂的故事，記得嗎？為了解決纖維肌痛症引起的疼痛，貝蒂開始大量飲水。最終，在柯恩醫師的協助下，貝蒂不僅擺脫了疼痛，還一併終結了酗酒習性。

反過來說，生活型態上的問題，例如肥胖或缺乏運動，也可能是導致筋膜出狀況的原因。以我在第 1 章提到的週末單車手 DJ 為例，他週間久坐、週末狂運動的生活型態，正是他全身疼痛的原因。

至於到底是肌筋膜出狀況導致生活型態有問題，還是生活型態有問題導致肌筋膜出狀況，這又是另一道「雞生蛋，或蛋生雞」的大哉問了。可以斷言的是，兩方同時處理是最聰明的做法。這就是為什麼在整合醫學中心，專家不會只針對你提出的身體狀況處置，他們一定會幫你找出，你的生活型態出現哪些問題造成了這些狀況。

更重要的是，你會得到一套專屬於你的建議。舉例來說，診所的營養師莉安娜・維爾娜—葛雷就會為她的每一位個案客製飲食計畫。

她說：「我做這一行已經十多年，我發現我開給個案的飲食計畫沒有一份完全相同，每一份都不一樣！因為這些計畫都是根據個案的眾多資料設計出來的，像是他們的病史、健康目標、血型、喜好，甚至是成癮狀況，還有他們的大腦活動、經濟、睡眠和運動等狀態，以及當下的季節和他們的居住地等。這就是飲食計畫能成功見效的原因：因為是針對每一個人量身打造。如果執行過程中有什麼需要調整的地方，我會隨時為他們校準。」

　　營養師除了能透過飲食協助個案減重，減輕他們對筋膜施加的壓力，還可以透過飲食幫助個案吃進大量友善筋膜的食物，提升為筋膜補給的養分。

　　「飲食比較健康的人，也會有比較健康的筋膜，」維爾娜—葛雷說：「富含營養的飲食能提供充足的維生素和礦物質，如此一來筋膜才有辦法好好運作。」尤其是在抗發炎這一塊，營養師可以告訴你該怎樣增加飲食中的抗發炎食物，又如何減少攝取發炎食物：「因為由飲食引起的筋膜問題中，很大一部分是發炎反應所致。」

　　好消息是，維爾娜—葛雷說，改變飲食其實比想像中容易，就算你是個垃圾食物狂熱者。「我會先問個案愛吃哪些食物，再告訴他們如何讓這些食物變得更健康、更能滋養身體和筋膜。」她說：「這套做法對熱愛速食、炸物、餅乾和巧克力的人特別有用，因為有很多美味的食譜和產品都能在不傷害身體的前提下，滿足他們對這類食物的渴望。」

　　維爾娜—葛雷說，用飲食療癒筋膜的一大關鍵，就是要有耐心，請給你的身體一點時間。她舉一位個案為例，以下我用米亞稱呼這位個案。

　　「我給了米亞一份客製化的飲食計畫，並向她保證，只要她如實執行，一定會達成她的減重目標。」維爾娜—葛雷說。「一開始很辛苦，但我不斷鼓勵她，要她一次只落實一件小事，同時持續提醒她，要她給身體和筋膜一點時間改變。我告訴她，只要堅持下去，她一定會看見成果。前六個月，她很洩氣，因為這段期間她的體重只掉了幾公斤。這個現象非常正常，因為剛開始身體忙著吸收大量的營養素，還有重建筋膜。過了那段時間之後，她的體重終於開始大幅下降，在接下來的六個

月，她瘦了約 22 公斤，而且沒有復胖。」

　　大部分的整合醫學中心除了會提供營養諮詢，也會提供個人教練的服務，指導病人做瑜伽、皮拉提斯或其他形式的運動。即便他們有纖維肌痛症、重度關節炎或其他嚴重的身體問題，這些專家都會針對個案的狀態，規劃出一套他們能輕鬆遵循的計畫，使他們享有「成功的活動經驗」——布藍特・安德森博士指出，這番經驗對改善他們的健康有非常重大的影響力。

　　生活型態教練也是你團隊中的重要成員。這位專家不但能幫你解決生活中碰到的實際困難，還能教你一些好操作但力量強大的減壓技巧，例如自我肯定和正念冥想。

## 傑夫・米格道醫師：瑜伽與筋膜

從 1969 年開始，傑夫・米格道（Jeff Migdow）醫師就一直在美國、印度、日本、加拿大、巴西、哥倫比亞和祕魯等地教授瑜伽。1990 年到 1997 年，他在克里帕魯瑜伽師資培訓中心（Kripalu Yoga Teacher Training）擔任指導和教學人員。1997 年到 2013 年，他創建了生命能量瑜伽師資培訓中心（Prana Yoga Teacher Training），並在紐約市的開放中心（Open Center）開班授課。2013 年到現在，他在普林斯頓中心（Princeton Center）持續推廣瑜伽對健康的好處。

米格道醫師從 1980 年開始奉行全人醫學。他在麻薩諸塞州的萊諾克斯執業，以順勢療法（homeopathy）、草藥療法、生活型態諮商，以及靈氣療癒和點化／灌頂／啟動（Reiki healing and attunements）等方式治療病患。他撰寫過數本著作，例如與詹姆士博士（James. E Loehr）合著的《吐納》（*Breathe In, Breathe Out*），還有與希拉・班德（Sierra Bender）合著的《核心女神》（*Goddess to the Core*）等，廣泛教授有關瑜伽、全人健康和全人醫學的知識。

### ▶ 瑜伽會如何影響筋膜？

如果你用正確的方式做瑜伽，並在那個姿勢下好好的深呼吸，筋膜就會伸展開來。等到你結束那個動作，筋膜的延展性也會比你

剛擺出那個姿勢時提升許多。

### ▶ 所以瑜伽是透過動作、停頓和呼吸來影響筋膜？

沒錯，舉例來說，許多教有氧瑜伽的老師根本沒在管呼吸這一塊，所以在做瑜伽動作的時候，學員可能長時間都處在憋氣的狀態，如此一來反而會讓身體的結構系統更緊繃，於是在結束那個動作時，筋膜在剛剛那股壓力下根本無法伸展。

另一方面，如果我在做瑜伽時，保持緩慢且深沉的呼吸，但沒有停頓在那個動作一段時間，即使感覺到全身的系統放鬆了，可是在一個動作又換過一個的狀態下，筋膜也不會伸展多少。

譬如，我伸展了手臂的筋膜，卻沒有停頓在那個姿勢一段時間，接著伸展另一個部位，那麼我剛伸展開的手臂筋膜就會縮回去。但假如我停頓在那個姿勢一段時間，手臂的筋膜就可以伸展更多。

各種派系的瑜伽對身體都很好。不過就筋膜這方面來說，我個人覺得，做瑜伽時一定要好好呼吸，憋氣反而帶給筋膜更多的壓力，還有一定要停頓，否則筋膜無法真正伸展。如果用吹氣球來比喻，動作沒有停頓的瑜伽就像是吹了一點氣到氣球裡後，又立刻放了一點氣出來，不斷周而復始；可是如果你把氣球吹到飽，然後讓氣在裡頭待一陣子，等到把氣放掉的時候，氣球的延展性就會變得比一開始還要好。

▶ 所以如果有人身體非常緊繃，又很想提升肢體的活動幅度，你會建議他們做哈達瑜伽，因為哈達瑜伽講求動作要長時間停頓？

　　是的。現今的瑜伽大部分都強調肌力方面的鍛鍊，不太會因為做動作感到放鬆，也不太會停頓在某個動作一段時間。瑜伽帶來的放鬆，還有刻意停頓在某個動作一段時間的做法，不只有益筋膜伸展，還能放鬆神經系統的「戰鬥或逃跑反應」，讓你全身的結構系統更深層地放鬆。

▶ 做瑜伽的時候，要讓筋膜得到最大的好處，有什麼訣竅嗎？

　　如果做瑜伽動作前沒有先暖身，身體只會得到速效的伸展，沒多久就會縮回去。所以，在做瑜伽前，一定要先花 10 到 15 分鐘暖身一下。

　　另外，做瑜伽的前、後，千萬不要攝取糖或咖啡，因為它們會刺激「戰鬥或逃跑反應」，讓肌肉和筋膜變得緊繃。有些人上完瑜伽課，就會去咖啡館報到，覺得上瑜伽課是很棒的事。其實這個舉動反而會讓瑜伽的功效大打折扣，身體也無法因為剛剛的課程放鬆多少。

### ▶ 這麼多年下來，你幫助過很多的病人。請問在這當中，有哪位的轉變最令人感到意外嗎？

我想，我大概是在一位 70 多歲的婦人身上看到最出乎意料的轉變。當時她從賓夕法尼亞州來找我，有很嚴重的關節炎問題，而這也導致她關節周邊的肌肉為了保護關節，變得十分僵硬。

她的筋膜也非常緊繃，幾乎寸步難行。疼痛當然是導致她不良於行的部分原因，還有部分原因是因為她非常僵硬。她只能一小步、一小步地走進我的辦公室，而且我必須在一旁扶著她，因為她根本無法靠自己的力量走好路。

為了放鬆身體，我們做了一些順勢療法，主要還是以一些簡單、溫和的暖身伸展瑜伽動作來達到這個目的。不過當時我讓她做的那些動作，其實稱不上什麼瑜伽，我只是請她調整呼吸，並保持在某個姿勢。

儘管如此，她還是照我說的，持之以恆地做了一段時間，她告訴我：「如果我是因為身體太痛才無法活動，那我還能接受。但我無法活動，竟然是因為疼痛把我的身體鎖住了，這我不能接受。」

我們每個月見一次面，持續了大約六個月，那時候她的行動已經變得輕鬆許多，能夠自行上、下樓梯。結束療程後三個月，她寄了一張明信片給我，是從一座最高的吊橋寄出的。她跟一位朋友去旅行，順利爬上了吊橋所處的小坡，登上吊橋的制高點。在明信片上，她寫道：「謝謝你的幫助，讓我有機會看見這片壯麗景色！」

初見她的時候，我原本只希望幫助她把活動能力提升到可以自己過馬路，還有上、下幾階樓梯。但她真的非常有毅力，才能達到遠超乎預期的成果。

### ▶ 所以你認為每位受慢性病痛所苦的人，都可因瑜伽看見一線曙光？

的確是如此。但我必須說，她能夠得到這樣的成果，我的醫師身分也是一大關鍵。假如我們只做瑜伽，她的活動能力可能無法持續改善，因為疼痛還是存在，她只能停滯在某一個階段。可是我是醫師，能夠同時運用飲食和順勢療法輔助，大幅減輕她的疼痛程度。另一方面，那些簡單的伸展動作也讓她得到了雙重的好處：一是讓關節擁有比較多的活動空間，二是減輕了該處的疼痛感。

### ▶ 你能與我們分享你投身瑜伽的其他見聞嗎？

來生命能量瑜伽師資培訓中心上課的人，有些人身上本來就有病痛，像是受過重傷、重度關節炎或自體免疫疾病等；通常，上到第三或第四個週末的課時，他們的身體就會有所轉變。第一個週末，許多學生無法非常靈活地做出瑜伽動作。但到了第三或第四週，我會覺得好像在教一群超優秀的學生，他們不僅打通了身體，甚至連走路的方式都不同了。這樣的轉變真是太棒了。

# 起身行動

所謂萬事起頭難，請專家協助你解決筋膜問題時，該向誰求助，又是另一門學問。正因如此，我才會建議你去整合醫學中心，那裡的工作人員可以幫你規畫出一套完善的照護計畫。萬一你住的地區沒有這類比較大型的醫療中心，那麼我建議你，先從整骨醫師、復健科醫師和按摩治療師找起。

或者，你也可以向健康照護專家尋求協助，但他們不能只是幫你暫時緩解症狀，還要會問你：「為什麼會發生這種情況？原因是什麼？」「我們能怎麼矯正這個狀況？」要讓筋膜問題得到真正的幫助，最好的方法就是找一位願意為你找出病根的專家。

舉例來說，前幾天我問了一位個案她拇趾外翻的情況，她告訴我十一月要動手術。

我問：「你有沒有想過你為什麼會拇指外翻？你的骨盆或脊椎是不是有排列不正的問題？它們都會讓關節承受過大的壓力。」

然後她說：「噢，有，我最近剛發現自己有脊椎側彎。」

我向她說明，手術確實能短暫解決拇指外翻這個問題，但從根本解決才是明智的做法，如此一來同樣的問題才不會再度找上門來！

沒錯，在極少數的情況下，靠藥物或手術暫時緩解症狀，就是我們當下能做的最好處置。不過，在絕大多數情況下，這些不適都是有機會「根治」的。雖然不見得能讓你恢復到完好如初，也不會讓你一無所獲——你改善這個問題的幅度愈大，它對你生活造成的影響就會愈少。

因此，請找一位專家，他不只想要知道你「有什麼」問題，還想要知道你「為什麼」會有這個問題。

另外，請別成為被動的病人。主動提問，確認自己充分理解對方的每一個答覆。在你了解自己問題的成因，還有專家為你設立的目標和方法之際，在整個照護過程中，你成了主動的參與者，而這會帶來最棒的成果。

最重要的是，千萬不要再把療癒筋膜這件事往後拖了。不管是要自己來，或是找專業團隊協助，都請在今天展開行動吧！此刻，你已經對身體最大又最有趣的器官有所了解，也應該用正確的態度好好善待它了。

# 結語

# 筋膜帶來的醫學變革

● ● ● ● ● ● ● ● ● ●

　　不論你現在，是否有嚴重的筋膜問題、想處理還沒鬧大的小問題，或者你是尋求更好表現的運動員，讓筋膜健康，都能為你的人生帶來重大的轉變。如本書列出的證據所示，療癒筋膜的好處不勝枚舉，舉凡減輕疼痛、提升靈活度、改善平衡、提振心情，以及優化體態和表現等，都是其中的一部分。如果你有嚴重的關節問題、折磨人的背痛、運動傷害或纖維肌痛症等症狀，都有機會透過療癒筋膜迎刃而解，而且治療方式很安全，通常不具侵入性。

　　再者，你還會因此成為醫學變革的先鋒。未來二十年，我相信我們一定會在筋膜領域看見驚人的發展，像是量化筋膜的新方式、治療筋膜問題的新方法，甚至是透過優化筋膜機能來預防疾病的新概念。愈來愈多的人利用伸展、按摩滾筒、補充水分和其他療癒筋膜的技法照顧身體，並融入日常生活；愈來愈多的人拒絕依賴藥物擺脫疼痛，選擇擁抱針灸、脊骨神經療法、按摩和其他形式的人體療法。是的，你將會成為

這場變革的一份子，因為你是充分理解這個神祕又神奇的器官的第一代成員。

　　歡迎一起推動這場醫學變革！

# 附錄

# 友善筋膜食譜

• • • • • • • • •

　　你可以在美味不打折的情況下，提供筋膜豐富的營養！我請營養師莉安娜・維爾娜－葛雷，分享了一些她最愛的友善筋膜飲食。她不僅任職於我們診所，也是《無癌飲食》、《10分鐘上菜》和《大地飲食》等書的作者。以下是她提供的二十道食譜：

1 杯約 250 毫升，1 湯匙約 20 毫升，1 茶匙約 5 毫升

## 經典綠奶昔　　■ 所需時間：5 分鐘／2 人份

【食材】

堅果奶或過濾水……1½ 杯（依個
人喜好決定）

羽衣甘藍……2 杯

冷凍香蕉……1 根

藍莓……1½ 杯

菠菜……1 杯

綠藻或葉綠素補充劑……1 份

【做法】

把所有食材放入食物調理機，攪打至
均勻、滑順，即可享用。

## 薑汁蘋果檸檬水　　■ 所需時間：10 分鐘／1 人份

【食材】

蘋果……2 顆

黃瓜……1 大根

芹菜梗……1 大根

薑（約拇指大小）……1 塊

檸檬（大顆，去皮）……½ 顆

【做法】

把所有食材放進果汁機，打成汁，即
可飲用。也可依個人喜好，加點冰塊
清涼享用。

## 雙莓蔬果汁　■ 所需時間：10 分鐘／ 1 人份

**【食材】**

藍莓……1 杯

草莓……1 杯

黃瓜……1 小條

芹菜梗……1 大根

羽衣甘藍……1 把

新鮮香菜……1 把

檸檬（去皮）……¼ 顆

**【做法】**

把所有食材放進果汁機，打成汁，即可飲用。

**TIPS**

● 打果汁時，可以再加入一塊 3 公分大小的薑黃丁，提升這款果汁的抗發炎能力。

## 甜蜜可可香蕉奶昔　■ 所需時間：10 分鐘／ 1 人份

**【食材】**

可可粉……1 湯匙

杏仁奶……1½ 杯

去籽椰棗 3 顆或蜂蜜 1 湯匙

冷凍白花椰菜……1 杯

冷凍香蕉……½ 根

海鹽……1 小撮

少許香草精

**【做法】**

把所有食材放入食物調理機，攪打至均勻、滑順，即可享用。

**TIPS**

● 可加入 1 匙蛋白粉。

● 若想降低糖分的攝取量，可用等量的白花椰菜取代冷凍香蕉（我喜歡用白花椰菜取代一半的香蕉）。

## 能量茶　■ 所需時間：10 分鐘／ 2 人份

【食材】

過濾水……4 杯

乾燥綠茶葉……1 茶匙

新鮮薄荷 1 小把或乾燥薄荷 1 茶匙

人參或人參粉……1 茶匙

【做法】

把所有食材放入湯鍋，滾煮 5 分鐘。濾除食材，倒入茶杯，溫熱飲用。

## 地中海煎蛋捲　■ 所需時間：10 分鐘／份數：4 人份

【食材】

特級初榨橄欖油……2 湯匙

雞蛋……8 顆

切片橄欖……¼ 杯

菠菜……1 杯

切片番茄……1 小顆

新鮮巴西里……1 小把

蒜末……1 茶匙

有機乳酪或營養酵母少量

海鹽……1 小撮

【做法】

1. 橄欖油倒入大平底鍋加熱。

2. 取一只大碗，把蛋打散，倒入平底鍋。

3. 蛋開始凝固時，就可放上橄欖、菠菜、番茄、巴西里、蒜末、乳酪（或營養酵母）和海鹽。

4. 當蛋體底部熟透時，用鍋鏟對折，繼續加熱一段時間。等蛋內部的食材達到喜好的口感，即可起鍋享用。

## 地表最強超級奶昔　■ 所需時間：10分鐘／2人份

### 【食材】

杏仁奶或堅果奶……2 杯

純香草精……1½ 茶匙

藍莓……½ 杯

羽衣甘藍……½ 杯

綠花椰菜苗……½ 杯

枸杞……1 湯匙

去籽椰棗……3 顆

無花果……3 顆

冰塊……2 杯

瑪卡粉……½ 茶匙

山竹粉……½ 茶匙

石榴粉……1 茶匙

蜂花粉……½ 茶匙

螺旋藻……½ 茶匙

可可粉……¼ 茶匙

椰子油……1 茶匙

大麻籽……1 茶匙

奇亞籽……1 茶匙

亞麻籽……1 茶匙

薑黃粉……¼ 茶匙

### 【做法】

把所有食材放入食物調理機，攪打至均勻、滑順，即可享用。

## 杏仁蛋白球　■所需時間：10分鐘／15球

【食材】

杏仁醬……7湯匙

杏仁粗粉……½杯

膠原蛋白……¼杯

生蜂蜜或楓糖漿……5湯匙

大麻籽……3湯匙（另備一些裝飾用的量）

南瓜籽……3湯匙

【做法】

1. 把所有食材拌在一起，直到成為濕潤的團塊（如果太乾，無法成形，請加點水）。

2. 捏成一顆一顆的球狀，再滾上一層大麻籽，即成。

## 藍莓奇亞籽布丁　■所需時間：10分鐘／2人份

【食材】

新鮮藍莓……1杯（視個人喜好，另備一些裝飾用的量）

杏仁奶……2杯

香草精……½茶匙

蜂蜜或楓糖漿……2湯匙

海鹽……¼茶匙

奇亞籽……½杯

【做法】

1. 除了奇亞籽和裝飾用的食材外，把所有的食材拌打均勻。

2. 加入奇亞籽，冷藏約9分鐘，等待轉化為布丁般的膠體狀。

3. 如果9分鐘後還未呈現布丁質地，請再靜置20分鐘。

4. 品嚐時，可依個人喜好，撒上一些新鮮藍莓享用。

## 活力蔬果沙拉　■ 所需時間：10 分鐘／ 1 人份

| 【食材】 | 【做法】 |
| --- | --- |
| 酪梨……1 顆 | 1. 酪梨切丁。 |
| 新鮮巴西里葉……1 杯 | 2. 將酪梨丁、巴西里葉、綠花椰菜苗 |
| 新鮮香菜葉……1 杯 | 　 和香菜葉放入一只大碗。 |
| 綠花椰菜苗……1 杯 | 3. 擠上檸檬，拌勻，即可享用。 |
| 檸檬……1 顆 | |

(TIPS)

● 可加一點海鹽和胡椒增添風味。

● 保留巴西里葉和香菜葉的葉梗，可以吃進更多營養素。

## 超級食物羽衣甘藍沙拉　■ 所需時間：10 分鐘／ 3 人份

| 【食材】 | 【做法】 |
| --- | --- |
| 羽衣甘藍，去莖、去梗（莖、梗 | 1. 把羽衣甘藍撕成小塊，放入大碗。 |
| 留著，之後可打成汁或入菜食用） | 2. 將酪梨拌入撕碎的羽衣甘藍，使酪 |
| ……1 株 | 　 梨沾附在羽衣甘藍上。 |
| 酪梨……1 顆 | 3. 加入剩下的食材，將碗中的所有食 |
| 蘋果醋……1 湯匙 | 　 材拌勻，即可享用。 |
| 亞麻籽油……1½ 湯匙 | |
| 海鹽……¾ 茶匙 | |
| 營養酵母……4 湯匙 | |
| 葵花籽……4 湯匙 | |
| 南瓜籽……3 湯匙 | |
| 大蒜粉……½ 茶匙 | |

## 孜然鷹嘴豆黃瓜沙拉　■ 所需時間：5 分鐘／ 4 人份

### 【食材】

切碎的羽衣甘藍……1 杯

切碎的菠菜……¼ 杯

切碎的綠花椰菜苗……¼ 杯

黃瓜切丁……1 大根

有機不含雙酚 A（BPA）的鷹嘴
豆……1 罐（400 公克）

### 【調味料】

孜然……1 茶匙

海鹽……¼ 茶匙

薑黃粉少許

黑種草籽……1 湯匙

粗黑胡椒，增添風味用

### 【沙拉醬】

檸檬汁……1 顆

橄欖油……2 湯匙

### 【做法】

1. 把羽衣甘藍、菠菜、綠花椰菜苗和
   黃瓜均分至 4 個沙拉碗內。

2. 瀝乾鷹嘴豆的湯汁，鋪在蔬菜上。

3. 取一只碗，混勻調味料，平均撒在
   沙拉上。

4. 檸檬汁和橄欖油拌勻淋上沙拉，即
   可享用。

## 橙瓣酪梨芝麻葉沙拉　■ 所需時間：10分鐘／2人份

### 【食材】

柳橙（去皮切片）……1顆

芝麻菜（撕碎）……2杯

紫洋蔥（增添風味）……1片

酪梨（去皮切片）……1顆

豌豆……¾杯

烤過的芝麻籽……1湯匙

黑種草籽……½茶匙

新鮮巴西里、香菜和½杯綠花

椰菜苗（裝飾用）

### 【沙拉醬】

芝麻籽油……1茶匙

橄欖油……2茶匙

海鹽和胡椒少許

檸檬汁……½顆

柳橙汁……1湯匙

### 【做法】

1. 準備兩個盤子。先放上柳橙片，然後是芝麻葉，接著是洋蔥、酪梨和豌豆。

2. 取一只碗，把沙拉醬拌勻，倒入兩份沙拉。

3. 撒上芝麻籽、黑種草籽、新鮮巴西里、綠花椰菜苗做裝飾，即可上桌食用。

## 紅得發紫沙拉佐酸甜葵花籽醬　■所需時間：10 分鐘／ 2 人份

【食材】

胡蘿蔔……4 根

甜菜……1 小顆

新鮮羅勒……1 湯匙

【沙拉醬】

蘋果醋……3 湯匙

葵花籽醬……1 湯匙

【做法】

1. 胡蘿蔔和甜菜去皮、磨碎。

2. 羅勒切絲，與磨碎的蔬菜一起拌勻。

3. 取一只碗，將蘋果醋和葵花籽醬，拌至濃稠、滑順狀（也可交給食物調理機）。

4. 沙拉醬均勻拌入沙拉，即可享用。

## 洋蔥雙蔬腎豆濃湯　■所需時間：15 分鐘／ 4 人份

【食材】

椰子油……1½ 湯匙

黃洋蔥（切碎）……1 顆

大蒜粉……1 茶匙

過濾水……3 杯

蔬菜高湯……1 杯

有機腎豆（洗淨瀝乾）

……2 罐（約 430 公克）

羽衣甘藍（切丁）……2 杯

水田芥（切丁）……2 杯

孜然……¼ 茶匙

綠花椰菜苗……1 把

黑胡椒（增添風味用）……適量

【做法】

1. 油倒入大湯鍋，以中大火加熱，加入洋蔥和大蒜粉，煮 1 分半鐘。

2. 加入剩下的食材，再煮 12 分鐘。

3. 以粗黑胡椒調味，增添風味。

4. 撒上綠花椰菜苗妝點，即可上菜。

## 薑黃孜然藜麥飯　■ 所需時間：25 分鐘／3 人份

【食材】

藜麥……1 杯

孜然……1 湯匙

海鹽……1 茶匙

薑黃粉……½ 茶匙

黑胡椒……1 茶匙

特級初榨椰子油（或特級初榨橄欖油、芝麻油）……1 茶匙

辣椒少許（如果喜歡有點後勁）

【佐料】

酪梨（切丁）……1 顆

黃瓜（切丁）……1 大根

香菜……½ 杯

綠花椰菜苗……¼ 杯

檸檬……½ 顆

草莓（裝飾用，視個人喜好）

【做法】

1. 取一只燉鍋，把藜麥和 2½ 杯過濾水放入鍋中，以大火煮滾。

2. 煮滾後，轉小火，蓋上鍋蓋，煨煮 15 分鐘，讓藜麥吸飽水分。

3. 加入剩下的食材，繼續煨煮 3 分鐘（要不時攪拌），等藜麥變軟，食材的風味都融合在一起，就可以盛盤。

4. 將酪梨和黃瓜鋪上藜麥飯，撒上香菜和綠花椰菜苗，以及視個人喜好準備的草莓。

5. 最後淋上檸檬汁，即可享用。

## 核桃烤鮭魚　■ 所需時間：35 分鐘／ 4 人份

【食材】

核桃（打成粗粉）……1 杯

鼠尾草……1 茶匙

海鹽……½ 茶匙

百里香……1 茶匙

雞蛋……1 顆

去皮鮭魚（切成 4 塊）

……約 700 克

綠花椰菜苗……1 把

【做法】

1. 烤箱預熱到 190℃。

2. 準備一個烤盤，鋪上烤盤紙，或是在上面抹一層薄薄的椰子油。

3. 取一只碗，將核桃粗粉、鼠尾草、海鹽和百里香混勻。

4. 另取一只碗，把蛋打散。

5. 先將鮭魚排一一浸入蛋液，再置於先前混入香草的核桃粗粉上，兩面裹上粉衣。

6. 將裹上粉衣的鮭魚排放上烤盤，烘烤 7 分鐘。

7. 7 分鐘後翻面，再繼續烤 7 分鐘（或烤到你喜歡的熟度）。

8. 盛盤，撒上綠花椰菜苗，即成。

## 低醣青醬義大利麵　■ 所需時間：20 分鐘／ 4 人份

【食材】

櫛瓜……4 根

【醬料】

新鮮羅勒……1 杯

綠花椰菜苗……½ 杯

檸檬汁……1 顆

大蒜……4 瓣

海鹽……½ 茶匙

菠菜……½ 杯

生核桃……2 杯

特級初榨橄欖油（可多備一些，口感更滑順）……½ 杯

【做法】

1. 用蔬果削皮刀或義大利麵機，把櫛瓜切成細條狀，備用。
2. 剩下的食材放入食物調理機，打成青醬。攪打時間長短，依個人口感而定。若想要更為滑順，可以多加一些橄欖油，備用。
3. 把櫛瓜均分至 4 個盤子上。
4. 青醬倒入分好盤的櫛瓜義大利麵上，即可享用。

## 白花椰菜泥　■ 所需時間：15 分鐘／ 4 人份

【食材】

白花椰菜（切成一口大小）……1 顆

橄欖油或椰子油……1 湯匙

海鹽和胡椒，增添風味用

【做法】

1. 煮一大鍋水，沸騰後，加入白花椰菜，煮至軟爛，約 10 分鐘。
2. 瀝乾水分，將白花椰菜倒入食物調理機。
3. 加入油、海鹽和胡椒，攪打成滑順的泥狀（也可以用傳統方法，將花椰菜搗碎，但食物調理機打出來的泥會非常綿密）。
4. 攪打時不時加入過濾水、油，或杏仁奶，調整成喜好的質地。

TIPS

● 也可以用 1 到 2 顆馬鈴薯取代半顆白花椰菜，做成馬鈴薯花椰菜泥。

## 雞骨高湯　■ 所需時間：30 分鐘備料，燉煮 24 小時／9 杯

【食材】

雞骨頭……2 隻（大約是 1 公斤的雞骨頭）或草飼牛大骨

蘋果醋……2 湯匙

海鹽……1 茶匙

薑黃……1 茶匙

黑胡椒……½ 茶匙

綠花椰菜（切塊）……½ 顆

芹菜梗（一根切成三段）……2 根

胡蘿蔔（去皮、剖半）……2 根

大蒜（搗碎）……2 瓣

月桂葉……1 片

迷迭香……2 枝

小塊薑（去皮、切碎）

過濾水……20 杯

中型洋蔥（去皮切成四等分）……1 顆

乾燥的奧勒岡或奧勒岡精油……1 湯匙

【做法】

1. 取一只大湯鍋，放入所有食材，煮至沸騰。

2. 大滾後，轉小火，蓋上鍋蓋，煨煮 24 小時。

3. 每隔幾小時就攪拌一下高湯。等雞骨燉到用叉子一戳就散，就可以熄火了。

4. 熄火之後，用濾網過濾，就是無雜質的高湯。濾除的食物渣請丟棄。

**TIPS**

● 也可以把所有食材放入慢燉鍋，燉煮 8 到 12 小時。

● 喜歡煙燻風味的人，可以先烤過雞骨，再入水燉煮。如果不想自己烤，也可直接買兩隻有機烤雞。

● 高湯冰入冰箱凝固了，是好現象，表示骨頭裡的營養素都煮出來了。加熱後就會再次變成液體。

● 冷藏保存 6 天，冷凍保存 4 個月，裝入容器時請預留一些空間，因為冷凍後體積會膨脹。

# 相關資源

## 影音

- 《皮膚下的神祕世界》（*The Mysterious World under the Skin*）
  一支精彩的紀錄片，探討了筋膜研究的現況，片長42分鐘，可在
  YouTube免費觀賞。

- 筋膜研究大會（Fascia Research Congress）
  在YouTube上搜尋「Fascia Research Congress」關鍵字，可找到大量
  由筋膜界一流研究人員主講的免費影片。

## 書籍

- 《肌筋膜健身全書》（*Fascial Fitness: How to Be Vital, Elastic, and Dynamic in Everyday Life and Sport*），羅伯特‧施萊普著（約翰娜‧
  拜爾〔Johanna Bayer〕共同執筆），2017
  →有趣又易讀，作者為筋膜界一流的研究人員。

- 《筋膜運動學》（*Fascia in Sport and Movement*），羅伯特‧施萊普
  編撰，2015
  →提供運動員、教練、訓練者和治療師重要的指導方針。

- 《解剖列車》（*Anatomy Trains*），湯馬士‧邁爾斯著，2014
  →對想要深入了解筋膜解剖學和生理學的專業人士而言，這是非常棒的知識庫。

- 《筋膜解密》（*Fascia: What It Is and Why It Matters*），大衛‧萊松達克（David Lesondak），2017
  →不論是一般讀者或專業人士，想更深入了解筋膜的相關知識，本書是不錯的選擇。

- 《風靡全美的 MELT 零疼痛自療法》（*The MELT Method*），蘇‧希茲曼著，2013
  →書中提供如何一步一步執行作者的方法（更多 MELT 療法的資訊，請見第 165 頁）。

- 《解渴》（*Quench: Beat Fatigue,Drop Weight, and Heal Your Body through the New Science of Optimum Hydration*），達娜‧柯恩醫師和吉娜‧布里亞合著，2018
  →從缺水為什麼會成為一種流行病，到缺水如何影響身體的各個部位（包括筋膜），書中詳細闡述，令人大開眼界。

- 《大地飲食》（2014）、《無癌飲食》（2019）和《10 分鐘上菜》（2016），莉安娜‧維爾娜－葛雷著
  →非常推薦追求最佳健康狀態（筋膜當然也是其中一部分）的讀者閱讀這三本書，它們能幫助你選擇聰明的飲食。

- 《骨盆腔裡的麻煩事》（*A Headache in the Pelvis*），大衛・懷斯博士和羅德尼・安德森博士合著，2018
  →世界上有數百萬名男女受不明的骨盆腔疼痛所苦，假如你也是其中一員，一定要拜讀此書。

## 網站

- 尚－克勞德・吉姆貝托醫師
  www.guimberteau-jc-md.com/en

- 羅伯特・施萊普博士，身心學（Somatics）
  www.somatics.de/en/schleip

- 湯瑪斯・邁爾斯，解剖列車
  https://www.anatomytrains.com

- 亞倫・馬特斯，主動獨立伸展
  https://www.stretchingusa.com

- 莎莉・諾頓（Sally Norton, MPH），低草酸鹽飲食（low-oxalate diet）
  https://sallyknorton.com

- 安東尼歐・史岱柯醫師，Hands on Seminars 物理治療進修中心
  https://www.handsonseminars.com/our_team/dr-antonio-stecco

- 莎賓娜・阿特金斯，奧蘭多運動脊骨神經醫學中心（Orlando Sports Chiropractic）

  www.orlandosportschiropractic.com/meet-dr-sabrina

- 羅夫結構整合療法學院

  https://rolf.org

- 美國環境工作小組

  請參閱網頁的「十二大農藥殘留作物」（Dirty Dozen）和「十五大安全作物」（Clean Fifteen）列表，以及針對使用在身體、皮膚上的各類產品建置的資料庫「Skin Deep Database」。

  https://www.ewg.org

## 研討會

- 筋膜研究大會（Fascia Research Congress）會定期舉辦，分享此領域的最新發現。欲知詳情，請見 https://fasciacongress.org

# 參考資料

## Chapter 1

1. Petros C. Benias et al. "Structure and Distribution of an Unrecognized Interstitium in Human Tissues," *Scientific Reports*, 8, March 27, 2018, 4947, https:// www.nature.com/articles/s41598-018-23062-6. 亦可參閱：NYU Langone Health. "Newfound 'organ' had been missed by standard method for visualizing anatomy," Medical Xpress, March 27, 2018, https://medicalxpress.com/news/2018-03-newfound-standard-method-visualizing-anatomy.html.

2. As described by Dr. Wilke in the documentary *The Mysterious World under the Skin*, https://www.youtube.com/watch?v=bWU_DnC9t4I.

3. L. Berrueta et al. "Stretching Reduces Tumor Growth in a Mouse Breast Cancer Model," *Scientific Reports*, 8, May 18, 2018, 7864, https://doi.org/10.1038 /s41598-018-26198-7.

4. Robert Schleip and Heike Jäger. "Interoception. A new correlate for intricate connections between fascial receptors, emotion and self recognition," from *Fascia— the Tensional Network of the Human Body*, R. Schleip, T. Findley, L. Chaitow, and P. Huijing, eds., Elsevier, 2012.

5. Zehra Gok Metin et al. "Aromatherapy Massage for Neuropathic Pain and Quality of Life in Diabetic Patients," *Journal of Nursing Scholarship*, 49(4), July 2017, 379–88, https://doi.org/10.1111/jnu.12300

   Sudarshan Anandkumar et al. "Effect of fascia dry needling on non-specific thoracic pain—a proposed dry needling grading system," *Physiotherapy Theory and Practice*, 33(5), 2017, https://doi.org/10.1080/09593985.2017.1318423.

   Sannasi Rajasekar and Aurélie Marie Marchand. "Fascial Manipulation® for persistent knee pain following ACL and meniscus repair," *Journal of Bodywork and Movement Therapies*, 21(2), April 2017, 452–58, https://doi.org/10.1016 / j.jbmt.2016.08.014.

Sivan Navot and Leonid Kalichman,. "Hip and groin pain in a cyclist resolved after performing a *pelvic floor fascial mobilization*," *Journal of Bodywork and Movement Therapies*, 20(3), July 2016, 604–9, https://doi.org/10.1016/j.jbmt.2016.04.005.

Danuta Lietz-Kijak et al. "Assessment of the Short-Term Effectiveness of Kinesio taping and Trigger Points Release Used in Functional Disorders of the Masticatory Muscles," *Pain Research and Management*, May 10, 2018, 5464985, https://doi.org/10.1155/2018/5464985.

Ali Ghanbari et al. "Migraine responds better to a combination of medical therapy and trigger point management than routine medical therapy alone," *Neuro Rehabilitation*, 37(1), 2015, 157–63, https://doi.org/10.3233/NRE-151248.

Marco Pintucci et al. "Evaluation of fascial manipulation in carpal tunnel syndrome: a pilot randomized clinical trial," *European Journal of Physical and Rehabilitation Medicine*, 53(4), August 2017, 630–31, https://doi.org/10.23736 /S1973-9087.17.04732-3.

6.  I-Chen Liao et al. "Effects of Massage on Blood Pressure in Patients with Hypertension and Prehypertension: A Meta-analysis of Randomized Controlled Trials," *Journal of Cardiovascular Nursing*, 31(1), January–February 2016, 73–83, https://doi.org/10.1097/JCN.0000000000000217.

7.  M. Shah et al. "Neuromuscular taping reduces blood pressure in systemic arterial hypertension," *Medical Hypotheses*, 116, July 2018, 30–32, https://doi.org /10.1016/ j.mehy.2018.04.014.

8.  Majid Emtiazy and Mahboobeh Abrishamkar. "The Effect of Massage Therapy on Children's Learning Process: A Review," *Iranian Journal of Medical Sciences*, 41(3 Suppl), May 2016, S64, https://www.ncbi.nlm.nih.gov/pubmed/27840530.

H. Tang et al. "Treatment of insomnia with shujing massage therapy: a randomized controlled trial" [in Chinese], *Zhongguo Zhen Jiu*, 35(8), August 2015, 816–18, https://www.ncbi.nlm.nih.gov/pubmed/26571900.

Samaneh Mansouri et al. "A placebo-controlled clinical trial to evaluate the effectiveness of massaging on infantile colic using a random-effects joint model," *Pediatric Health, Medicine and Therapeutics*, 9, November 16, 2018, 157–63, https://doi.org/10.2147/PHMT.S185214.

9.  Maria Hernandez-Reif et al. "Premenstrual symptoms are relieved by massage therapy," *Journal of Psychosomatic Obstetrics & Gynecology*, 21(1), April 2000, 9–15, https://doi.org/10.3109/01674820009075603.

10. Tiffany Field et al. "Labor pain is reduced by massage therapy," *Journal of Psychosomatic Obstetrics & Gynecology*, 18(4), 1997, https://doi.org/10.3109/01674829709080701.

11. Tiffany Field. "Pregnancy and labor massage," *Expert Review of Obstetrics & Gynecology*, 5(2), March 2010, 177–81, https://doi.org/10.1586/eog.10.12.

12. Jerome M. Weiss. "Pelvic floor myofascial trigger points: manual therapy for interstitial cystitis and the urgency-frequency syndrome," *The Journal of Urology*, 166(6), December 2001, 2226–31, https://doi.org/10.1016/S0022-5347(05)65539-5.

13. I. Martínez-Hurtado et al. "Effects of diaphragmatic myofascial release in gastroesophageal reflux disease: a preliminary randomized controlled trial," *Scientific Reports*, 9, May 13, 2019, 7273, https://doi.org/10.1136/bmj.c332.

14. Tugba Aydin et al. "The Effectiveness of Dry Needling and Exercise Therapy in Patients with Dizziness Caused by Cervical Myofascial Pain Syndrome; Prospective Randomized Clinical Study," *Pain Medicine*, 20(1), January 2019, 153–60, https://doi.org/10.1093/pm/pny072.

15. Vilma Ćosić et al. "Fascial Manipulation® method applied to pubescent postural hyperkyphosis: a pilot study," *Journal of Bodywork and Movement Therapies*, 18(4), October 2014, 608–15, https://doi.org/10.1016/j.jbmt.2013.12.011.

Sunghak Byun and Dongwook Han. "The effect of chiropractic techniques on the Cobb angle in idiopathic scoliosis arising in adolescence," *Journal of Physical Therapy Science*, 28(4), April 2016, 1106–10, https://doi.org/10.1589/jpts.28.1106.

16. Budiman Minasny. "Understanding the Process of Fascial Unwinding," *International Journal of Therapeutic Massage & Bodywork*, 2(3), 2009, 10–17, https://doi.org/10.3822/ijtmb.v2i3.43. 亦可參閱：Antonio Manuel Fernández-Pérez et al. "Effects of Myofascial Induction Techniques on Physiologic and Psychologic Parameters: A Randomized Controlled Trial," *The Journal of Alternative and Complementary Medicine*, 14(7), September 21, 2008, https://doi.org/10.1089/acm.2008.0117.

17. C. Fede et al. "Expression of the endocannabinoid receptors in human fascial tissue." *European Journal of Histochemistry*, 60(2643), April 11, 2016, 130–34, https://doi.org/10.4081/ejh.2016.2643. 亦 可 參 閱："Expression of the endocannabinoid receptors in human fascial tissue," Fascia & Fitness, October 28, 2017, http://www.fascialfitness.net.au/articles/expression-of-the -endocannabinoid-receptors-in-human-fascial-tissue-2.

18. John M. McPartland et al. "Cannabimimetic Effects of Osteopathic Manipulative Treatment," *The Journal of the American Osteopathic Association*, 105(6), 283–91, June 2005, https://jaoa.org/article.aspx?articleid=2093088.

19. Hugh MacPherson et al. "Acupuncture and Counselling for Depression in Primary Care: A Randomized Controlled Trial," *PLOS Medicine*, 10(9), September 24, 2013, https://doi.org/10.1371/journal.pmed.1001518. 亦 可 參 閱：Andrew M. Seaman. "Acupuncture as good as counseling for depression: study," *Reuters*, September 24, 2013, https://www.reuters.com/article/us-acupuncture-depression/acupuncture -as-good-as-counseling-for-depression-study-idUSBRE98N17420130924.

## Chapter 2

1. Tero A. H. Järvinen et al. "Organization and distribution of intramuscular connective tissue in normal and immobilized skeletal muscles. An immunohistochemical, polarization and scanning electron microscopic study," *Journal of Muscle Research and Cell Motility*, 23(3), 245–54, February 2002, https://doi.org/10.1023/A:1020904518336.

2. D. G. Lee et al. "Stability, continence and breathing: the role of fascia following

pregnancy and delivery," *Journal of Bodywork and Movement Therapies*, 12(4), October 2008, 333–48, https://doi.org/10.1016/j.jbmt.2008.05.003.

3. Kenneth Hansraj. "Assessment of Stresses about the Cervical Spine: Caused by Posture and Position of the Head," New York Spine Surgery, 2014.

4. Laura Sullivan. "Keep Your Head Up: 'Text Neck' Takes a Toll on the Spine," The Two-Way (blog), NPR, November 20, 2014, https://www.npr.org/sections/thetwo-way/2014/11/20/365473750/keep-your-head-up-text-neck-can-take-a-toll-on-the-spine.

5. "Chronic Dehydration More Common Than You Think," CBS Miami online, July 2, 2013, https://miami.cbslocal.com/2013/07/02/chronic-dehydration-more-common-than-you-think.

6. Tammy Chang et al. "Inadequate Hydration, BMI, and Obesity among US Adults: NHANES 2009–2012." *Annals of Family Medicine*, 14(4), July/August 2016, 320–24, http://www.annfammed.org/content/14/4/320.full.

7. "Conclusions," *BioInitiative 2012: A Rationale for Biologically-based Exposure Standards for Low-Intensity Electromagnetic Radiation* (updated 2017), https://bioinitiative.org/conclusions.

8. Yufei Li et al. "Advanced Glycation End-Products Diminish Tendon Collagen Fiber Sliding," Matrix Biology, 32(3–4), January 2013, https://doi.org/10.1016/j.matbio.2013.01.003.

9. Cleveland Clinic. "Why Smoking Will Worsen Your Chronic Pain," Healthessentials, August 23, 2017, https://health.clevelandclinic.org/why-smoking-will-worsen-your-chronic-pain.
   American Academy of Orthopaedic Surgeons. "Surgery and Smoking," OrthoInfo, https://orthoinfo.aaos.org/en/treatment/surgery-and-smoking.

10. Antonio Stecco et al. "Fascial entrapment neuropathy," *Clinical Anatomy*, 32(7), October 2019, 883–90, https://doi.org/10.1002/ca.23388.

11. Simone Brandolini et al. "Sport injury prevention in individuals with chronic ankle instability: Fascial Manipulation® versus control group: a randomized controlled

trial," *Journal of Bodywork and Movement Therapies*, 23(2), April 2019, 316–23, https://doi.org/10.1016/j.jbmt.2019.01.001.

## Chapter 4

1. American Academy of Orthopaedic Surgeons, "Plantar fasciitis? Stretching seems to do the trick," ScienceDaily, November 4, 2010, https://www.sciencedaily.com/releases/2010/11/101104101657.htm.

2. Punjama Tunwattanapong et al. "The effectiveness of a neck and shoulder stretching exercise program among office workers with neck pain: a randomized controlled trial," *Clinical Rehabilitation*, March 16, 2015 (online), https://doi.org/10.1177/0269215515575747.

3. Giwon Kim et al. "Effect of stretching-based rehabilitation on pain, flexibility and muscle strength in dancers with hamstring injury: a single-blind, prospective, randomized clinical trial," *Journal of Sports Medicine and Physical Fitness*, 58(9), September 2018, 1287–95, https://doi.org/10.23736/S0022-4707.17.07554-5.

   Dayana P. Rosa et al. "Effects of a stretching protocol for the pectoralis minor on muscle length, function, and scapular kinematics in individuals with and without shoulder pain," *Journal of Hand Therapy*, 30(1), January–March 2017, 20–29, https://doi.org/10.1016/j.jht.2016.06.006.

   Ji-Eun Kim et al. "The effect of a Janda-based stretching program on range of motion, muscular strength, and pain in middle-aged women with self-reported muscular skeletal symptoms," *Journal of Exercise Rehabilitation*, 15(1), February 25, 2019, 123–28, https://doi.org/10.12965/jer.1836606.303.

   Mohammad Ghasemi et al. "The impacts of rest breaks and stretching exercises on lower back pain among commercial truck drivers in Iran," *International Journal of Occupational Safety and Ergonomics*, June 2018, 1–8, https://doi.org/10.1080/10803548.2018.1459093.

4. Jeffrey Gergley. "Acute Effect of Passive Static Stretching on Lower-Body Strength in Moderately Trained Men," *Journal of Strength and Conditioning Research*, 27(4),

April 2013, 973–77, https://doi.org/10.1519/JSC.0b013e318260b7ce.

5. L. Berrueta et al. "Stretching Reduces Tumor Growth in a Mouse Breast Cancer Model," *Scientific Reports*, 8, May 18, 2018, 7864, https://www.nature.com /articles/ s41598-018-26198-7. 亦可參閱：Brigham and Women's Hospital. "Downward-facing mouse: stretching reduces tumor growth in mouse model of breast cancer," Medical XPress, May 22, 2018, https://medicalxpress.com /news/2018-05-downward-facing-mouse-tumor-growth-breast.html.

## Chapter 5

1. Erik Peper and I-Mei Lin. "Increase or Decrease Depression: How Body Postures Influence Your Energy Level," *Biofeedback*, 40(3), Fall 2012, 125–30, https://doi. org/10.5298/1081-5937-40.3.01.

2. Hamayun Zafar et al. "Effect of Different Head-Neck Postures on the Respiratory Function in Healthy Males," *BioMed Research International*, July 12, 2018, 4518269, https://doi.org/10.1155/2018/4518269.

3. Shwetha Nair et al. "Do slumped and upright postures affect stress responses? A randomized trial," *Health Psychology*, 34(6), June 2015, 632–41, https://doi. org/10.1037/hea0000146.

## Chapter 6

1. Yuan-Chi Chan et al. "Short-term effects of self-massage combined with home exercise on pain, daily activity, and autonomic function in patients with myofascial pain dysfunction syndrome," *Journal of Physical Therapy Science*, 27(1), January 2015, 217–21, https://doi.org/10.1589/jpts.27.217.

2. A.R. Mohr et al. "Effect of foam rolling and static stretching on passive hip-flexion range of motion," *Journal of Sport Rehabilitation*, 23(4), November 2014, 296–99, https://doi.org/10.1123/jsr.2013-0025.

3. Lewis J. Macgregor et al. "The Effect of Foam Rolling for Three Consecutive Days on Muscular Efficiency and Range of Motion," *Sports Medicine—Open*, 4(26), 2018,

https://sportsmedicine-open.springeropen.com/articles/10.1186/s40798 -018-0141-4. 亦可參閱："Foam rolling warm-up enhances performance," University of Stirling, June 15, 2018, https://www.stir.ac.uk/news/2018/06/foam-rolling-warm-up-enhances-performance.

4.  Gregory E. P. Pearcey et al. "Foam Rolling for Delayed-Onset Muscle Soreness and Recovery of Dynamic Performance Measures," *Journal of Athletic Training*, 50(1), January 2015, 5–13, https://doi.org/10.4085/1062-6050-50.1.01.

5.  Takanobu Okamoto et al. "Acute Effects of Self-Myofascial Release Using a Foam Roller on Arterial Function," *Journal of Strength and Conditioning Research*, 28(1), January 2014, 69–73, https://doi.org/10.1519/JSC.0b013e31829480f5.

6.  Jan Wilke et al. "Immediate effects of self-myofascial release on latent trigger point sensitivity: a randomized, placebo-controlled trial," *Biology of Sport*, 35(4), December 2018, 349–54, https://doi.org/10.5114/biolsport.2018.78055.

7.  Scott W. Cheatham. "Roller Massage: A Descriptive Survey of Allied Health Professionals," *Journal of Sport Rehabilitation*, 28(6), October 28, 2018, 640–49, https://doi.org/10.1123/jsr.2017-0366.

8.  Benjamin S. Killen et al. "Crossover Effects of Unilateral Static Stretching and Foam Rolling on Contralateral Hamstring Flexibility and Strength," *Journal of Sport Rehabilitation*, 28(6), 2019, 533–39, https://doi.org/10.1123/jsr.2017-0356.

## Chapter 7

1.  Yufei Li et al. "Advanced Glycation End-Products Diminish Tendon Collagen Fiber Sliding," *Matrix Biology*, 32(3–4), January 2013, https://doi.org/10.1016 / j.matbio.2013.01.003.

2.  Chetan Sharma et al. "Advanced glycation end-products (AGEs): an emerging concern for processed food industries," *Journal of Food Science and Technology*, 52(12), December 2015, 7561–76, https://link.springer.com/article/10.1007 /s13197-015-1851-y.

3.  Tamsyn S. A. Thring et al. "Anti-collagenase, anti-elastase and anti-oxidant activities

of extracts from 21 plants," *BMC Complementary and Alternative Medicine*, 9(27), 2009, https://doi.org/10.1186/1472-6882-9-27. 亦 可 參 閱：Kingston University. "White Tea Could Keep You Healthy and Looking Young," *ScienceDaily*, August 14, 2009, https://www.sciencedaily.com/releases/2009/08 /090810085312.htm.

4. D. Sharan et al. "Effect of Yoga on the Myofascial Pain Syndrome of Neck," *International Journal of Yoga*, 7(1), January–June 2014, 54–59, https://doi.org /10.4103/0973-6131.123486.

5. Daniel J. DeNoon. "Tai Chi: Best Fibromyalgia Treatment? Study Shows Fibromyalgia Symptoms Much Better after 12 Weeks of Tai Chi," WebMD, August 18, 2010, https://www.webmd.com/fibromyalgia/news/20100818/tai-chi-best -fibromyalgia-treatment#1.

6. Vicki Contie. "Yoga or Stretching Eases Low Back Pain," NIH Research Matters, October 31, 2011, https://www.nih.gov/news-events/nih-research-matters /yoga-or-stretching-eases-low-back-pain.

7. Robert B. Saper et al. "Yoga, Physical Therapy, or Education for Chronic Low Back Pain: A Randomized Noninferiority Trial," *Annals of Internal Medicine*, 167(2), July 18, 2017, 85–94, https://doi.org/10.7326/M16-2579.

8. Arrate Pinto-Carral et al. "Pilates for women with breast cancer: a systematic review and meta-analysis," *Complementary Therapies in Medicine*, 41, December 2018, 130–40, https://doi.org/10.1016/j.ctim.2018.09.011.

9. Lynne Gaskell and Anita E. Williams. "A qualitative study of the experiences and perceptions of adults with chronic musculoskeletal conditions following a 12-week Pilates exercise programme," *Musculoskeletal Care*, 17(1), March 2019, 54–62, https://doi.org/10.1002/msc.1365.

10. Rafael Lomas-Vega et al. "Tai Chi for Risk of Falls. A Meta-analysis," *Journal of the American Geriatrics Society*, 65(9), September 2017, 2037–43, https://doi.org /10.1111/jgs.15008.

11. Judith T. Moskowitz et al. "Randomized controlled trial of a facilitated online positive emotion regulation intervention for dementia caregivers," *Health*

*Psychology*, 38(5), May 2019, 391–402, https://psycnet.apa.org/record/2019-23038 -008. 亦可參閱：Allison Aubrey. "From Gloom to Gratitude: 8 Skills to Cultivate Joy," Shots: Health News from NPR, NPR, May 5, 2019, https://www.npr.org / sections/health-shots/2019/05/05/719780061/from-gloom-to-gratitude-8 -skills-to-cultivate-joy.

12. Louise Hay, *I Can Do It: How to Use Affirmations to Change Your Life*. Carlsbad, CA: Hay House, 2004.

13. Christopher N. Cascio et al. "Self-affirmation activates brain systems associated with self-related processing and reward and is reinforced by future orientation," *Social Cognitive and Affective Neuroscience*, 11(4), April 2016, 621–29, https://doi. org/10.1093/scan/nsv136.

## Chapter 8

1. Cited in "What Research Shows about Chiropractic," American Chiropractic Association, https://www.acatoday.org/Patients/Why-Choose-Chiropractic /What-Research-Shows.

2. Benjamin J. Keeney et al. "Early Predictors of Lumbar Spine Surgery after Occupational Back Injury: Results from a Prospective Study of Workers in Washington State," *Spine*, 38(11), May 15, 2013, 953–64, https://doi.org/10.1097 / BRS.0b013e3182814ed5.

3. James M. Whedon et al. "Association between Utilization of Chiropractic Services for Treatment of Low-Back Pain and Use of Prescription Opioids," The Journal of Alternative and Complementary Medicine, 24(6), June 2018, https://doi .org/10.1089/ acm.2017.0131.

4. Cynthia English and Elizabeth Keating. "Majority in U.S. Say Chiropractic Works for Neck, Back Pain," Well-Being, Gallup, September 8, 2015, https:// news.gallup.com/ poll/184910/majority-say-chiropractic-works-neck-back-pain .aspx.

5. Robert Granter. The Myofascial Vacuum Cupping Manual, Australasian College of Soft Tissue Therapy, 2010, PDF.

6.  D. Murray and C. Clarkson. "Effects of moving cupping therapy on hip and knee range of movement and knee flexion power: a preliminary investigation," *Journal of Manual and Manipulative Therapy*, 27(5), December 2019, 287–94, https://doi.org/1 0.1080/10669817.2019.1600892.

7.  Alycia Markowski et al. "A Pilot Study Analyzing the Effects of Chinese Cupping as an Adjunct Treatment for Patients with Subacute Low Back Pain on Relieving Pain, Improving Range of Motion, and Improving Function," *The Journal of Alternative and Complementary Medicine*, 20(2), December 2013, https://doi .org/10.1089/ acm.2012.0769.

8.  Shirin Mohammadi et al. "The effects of cupping therapy as a new approach in the physiotherapeutic management of carpal tunnel syndrome," *Physiotherapy Research International*, 24(3), July 2019, e1770, https://doi.org/10.1002/pri.1770.

9.  Seoyoun Kim et al. "Is cupping therapy effective in patients with neck pain? A systematic review and meta-analysis," *BMJ Open*, 8(11), November 5, 2018, e021070, https://doi.org/10.1136/bmjopen-2017-021070.

10. Helene M. Langevin. "The Science of Stretch," *The Scientist*, May 1, 2013, https:// www.the-scientist.com/features/the-science-of-stretch-39407.

11. Jennifer A. M. Stone and Peter A. S. Johnstone. "Mechanisms of Action for Acupuncture in the Oncology Setting," *Current Treatment Options in Oncology*, 11(3–4), December 2010, 118–27, https://doi.org/10.1007/s11864-010-0128-y.

12. "Acupuncture: In Depth," National Center for Complementary and Integrative Health, updated January 2016, https://nccih.nih.gov/health/acupuncture /introduction.

13. Tiffany Field. "Massage therapy research review," *Complementary Therapies in Clinical Practice*, 20(4), November 2014, 224–29, https://doi.org/10.1016 / j.ctcp.2014.07.002.

14. 同上。

15. Daniel C. Cherkin et al. "A Comparison of the Effects of 2 Types of Massage and Usual Care on Chronic Low Back Pain: A Randomized, Controlled Trial," *Annals of Internal Medicine*, 155(1), July 5, 2011, 1–9, https://doi.org /10.1059/0003-4819-

155-1-201107050-00002.

16. Simone S. M. Ho et al. "Experiences of aromatherapy massage among adult female cancer patients: a qualitative study," *Journal of Clinical Nursing*, 26(23– 24), December 2017, 4519–26, https://doi.org/10.1111/jocn.13784.

17. Tiffany Field et al. "Hand pain is reduced by massage therapy," *Complementary Therapies in Clinical Practice*, 17(4), November 2011, 226–29, https://doi.org /10.1016/j.ctcp.2011.02.006.

18. Justin D. Crane et al. "Massage Therapy Attenuates Inflammatory Signaling after Exercise-Induced Muscle Damage," *Science Translational Medicine*, 4(119), February 1, 2012, https://doi.org/10.1126/scitranslmed.3002882.

19. Yoon Soo Cho et al. "The effect of burn rehabilitation massage therapy on hypertrophic scar after burn: a randomized controlled trial," *Burns*, 40(8), December 2014, 1513–20, https://doi.org/10.1016/j.burns.2014.02.005.

20. Deborah Backus et al. "Impact of Massage Therapy on Fatigue, Pain, and Spasticity in People with Multiple Sclerosis: A Pilot Study," *International Journal of Therapeutic Massage and Bodywork*, 9(4), December 2016, 4–13, https://doi.org /10.3822/ijtmb.v9i4.327.

21. Seyhmus Kaplan et al. "Short-Term Effects of Kinesio Taping in Women with Pregnancy-Related Low Back Pain: A Randomized Controlled Clinical Trial," *Medical Science Monitor*, (22), April 18, 2016, 1297–1301, https://doi.org /10.12659/ msm.898353.

22. Shu-Mei Chen et al. "Effects of Functional Fascial Taping on pain and function in patients with non-specific low back pain: a pilot randomized controlled trial," *Clinical Rehabilitation*, 26(10), October 2012, 924–33, https://doi.org /10.1177/0269215512441484.

23. I. Vithoulk et al. "The Effects of Kinesio Taping on Quadriceps Strength during Isokinetic Exercise in Healthy Non-athlete Women," *Isokinetics and Exercise Science*, 18(1), November 2009, https://doi.org/10.3233/IES-2010-0352.

24. Thiago Vilela Lemos et al. "The effect of Kinesio Taping on handgrip strength,"

*Journal of Physical Therapy Science*, 27(3), March 2015, 567–70, https://doi.org /10.1589/jpts.27.567.

25. Banu Ordahan et al. "Extracorporeal Shockwave Therapy versus Kinesiology Taping in the Management of Plantar Fasciitis: A Randomized Clinical Trial," *Archives of Rheumatology*, 32(3), September 2017, 227–33, https://doi.org /10.5606/ ArchRheumatol.2017.6059.

26. Sayed A. Tantawy et al. "Comparative Study Between the Effects of Kinesio Taping and Pressure Garment on Secondary Upper Extremity Lymphedema and Quality of Life following Mastectomy: A Randomized Controlled Trial," *Integrative Cancer Therapies*, 18, May 8, 2019, 1534735419847276, https://doi .org/10.1177/1534735419847276.

27. Nihan Karatas et al. "The Effect of KinesioTape Application on Functional Performance in Surgeons Who have Musculo-skeletal Pain after Performing Surgery," *Turkish Neurosurgery*, 22(1), 2012, 83–89.

28. Leonid Kalichman and Simon Vulfsons. "Dry Needling in the Management of Musculoskeletal Pain," *Journal of the American Board of Family Medicine*, 23(5), September–October 2010, 640–46, https://doi.org/10.3122/jabfm.2010.05.090296.

29. 同上。

30. Peter T. Dorsher and J. Fleckenstein. "Trigger Points and Classical Acupuncture Points," *Deutsche Zeitschrift für Akupunktur*, 51(4), October 2008, 6–11, https:// link. springer.com/article/10.1016/j.dza.2008.10.001. 亦可參閱："Mayo Clinic study shows acupuncture and myofascial trigger therapy treat same pain areas," Medical Xpress, May 13, 2008, https://medicalxpress.com/news/2008 -05-mayo-clinic-acupuncture-myofascial-trigger.html.

31. Harvey W. Wallmann et al. "The effects of whole body vibration on vertical jump, power, balance, and agility in untrained adults," *The International Journal of Sports Physical Therapy*, 14(1), February 2019, 55–64, https://www.ncbi .nlm.nih.gov/pmc/ articles/PMC6350657.

Atefeh Aminian-Far et al. "Whole-Body Vibration and the Prevention and Treatment of Delayed-Onset Muscle Soreness," *Journal of Athletic Training*, 46(1), January–February 2011, 43–49, https://doi.org/10.4085/1062-6050-46.1.43.

# 致　謝

　　雖然本書作者是我，但其實是我受到許多人的傾囊相授、激勵啟發和鼎力相助後，才凝鍊出來的作品。

　　我要感謝筋膜研究協會，謝謝他們做了這麼多傑出的研究，使我們了解筋膜對健康的重要性。我還要感謝協會的每一位成員，謝謝他們不吝與我分享知識、專業和時間，多虧他們的協助，這本書才有辦法順利完成。尤其是羅伯特・施萊普博士，我非常感激他的引薦，讓我有機會與他那些身處世界各地的同儕交流。

　　我也要謝謝希拉・勞斯醫師，是她打開了我在軟組織這個領域的眼界。謝謝從 1895 年 9 月 18 日，也是脊骨神經療法首次問世的那一天起，就一直推廣「要把人體視為一個完整系統來治療」的每一位脊骨神經醫師。

　　除此之外，我必須大大感謝紐約全方位健康診所的整個團隊，他們幫了我超多忙，不但提供各自的專業見解和臨床經驗，甚至親自擔任書中動作的示範者。特別是莉安娜・維爾娜－葛雷，她除了提供食譜，還為本書寫了推薦序；最重要的是，我會成為這本書的作者，都是因為她的鼓勵和引導。

　　謝謝汪達・休斯（Wanda Hughes）、阿維・柯爾曼（Avi Korman）和麗貝卡・芬斯特（Rebekah Fenster），為本書提供了這麼棒的動作示範。謝謝舒瑞亞・畢斯沃（Shreya Biswal），貢獻攝影長才，拍出書

中的照片。必須感謝的還有我的經紀人瑪格‧梅莉‧哈金森（Margot Maley Hutchison），她對這本書信心滿滿；我的編輯妮可萊特‧莎拉曼卡‧陽（Nicolette Salamanca Young）和 Hay House 出版社的超棒製作團隊，他們讓這本書得以與世人見面；還有艾莉森‧布雷克（Alison Blake），沒有她的指導和協助，就不可能有這本書——我一輩子都忘不了她的恩情。

　　最後，謝謝我的妻子簡，還有我的孩子，這一路上的每一步，他們都給了我滿滿的支持。

health
H
15

## 筋膜自療聖經

| 作　　　者 | 丹尼爾‧芬斯特（Daniel Fenster） |
|---|---|
| 責任編輯 | 鍾宜君 |
| 編輯協力 | 周旻君 |
| 封面設計 | FE 工作室 |
| 內文排版 | 龍虎排版 |

| 出　　　版 | 境好出版事業有限公司 |
|---|---|
| 總 編 輯 | 黃文慧 |
| 副總編輯 | 鍾宜君 |
| 行銷企畫 | 胡雯琳 |
| 地　　　址 | 10491 台北市中山區復興北路 38 號 7F 之 2 |
| 粉 絲 團 | https://www.facebook.com/JinghaoBOOK |
| 電子信箱 | JingHao@jinghaobook.com.tw |
| 電　　　話 | (02)2516-6892 |
| 傳　　　真 | (02)2516-6891 |

| 發　　　行 | 采實文化事業股份有限公司 |
|---|---|
| 地　　　址 | 10457 台北市中山區南京東路二段 95 號 9 樓 |
| 電　　　話 | (02)2511-9798 傳真：(02)2571-3298 |
| 采實官網 | www.acmebook.com.tw |
| 法律顧問 | 第一國際法律事務所余淑杏律師 |
| 定　　　價 | 480 元 |
| 初版一刷 | 2022 年 11 月 |
| I S B N | 978-626-7087-66-4 |
| E I S B N | 9786267087732（EPUB） |
| E I S B N | 9786267087725（PDF） |

特別聲明：
有關本書中的言論內容，不代表本公司立場及意見，由作者自行承擔文責。

國家圖書館出版品預行編目 (CIP) 資料

筋膜自療聖經 / 丹尼爾‧芬斯特 (Daniel Fenster) 作；王念慈譯.
-- 初版 . -- 臺北市：境好出版事業有限公司出版：采實文化事
業股份有限公司發行 , 2022.11
288 面 ;17×23 公分 . -- (healthy ; 15)
譯自：Free your fascia
ISBN 978-626-7087-66-4( 平裝 )

1.CST: 肌筋膜放鬆術  2.CST: 疼痛醫學

418.9314                                                          111015620